AF619759

WIESBADE

SES

EAUX THERMALES SALINES

AU POINT DE VUE MÉDICAL

PAR

H. ROTH

DOCTEUR EN MÉDECINE.

TRADUIT PAR

J. P. MAGNIN.

MAYENCE,

V. DE ZABERN, LIBRAIRE-ÉDITEUR.

1870.

Mayence, Imp. V. de Zabern.

PRÉFACE.

Pour la quatrième fois, ce petit écrit, le même quant au fond mais complétement remanié quant à la forme et augmenté d'observations nouvelles, se présente au public. La dernière édition offrait dans un seul et même cadre les considérations relatives au climat de la ville et au séjour d'hiver. Nous avons cru devoir les séparer et en faire le sujet d'un traité à part qui s'adressera aux personnes particulièrement intéressées à cet égard.

Comme par le passé, nous avons considéré comme point principal l'analyse de l'effet des eaux de Wiesbade dans les diverses maladies contre lesquelles elles sont ordinairement prescrites. A cet effet, nous donnons une courte esquisse des processus morbides d'après leur nature et leur origine, afin de pouvoir expliquer plus clairement les modifications qui surviennent sous l'influence des eaux. Les faits cités reposant toujours sur le terrain de l'expérience, les conclusions qui en découlent ne pourront être taxées d'exagération.

Des écrits de cette nature ne peuvent être exclusivement destinés aux hommes de l'art, aux médecins: ils parviennent toujours entre les mains des gens du monde. Ils doivent, par conséquent, être accessibles à tous. Pour Wiesbade, en particulier, un exposé général est d'autant plus nécessaire, que nombre de malades entreprennent leur cure sans directions médicales. Ce fait est entre autres la raison qui nous a conduit à ajouter quelque détails relatifs à la disposition de la cure et à la manière de vivre. A cet égard, nous sommes certain que le malade, une fois qu'il aura examiné les complications qui se présentent dans les maladies, se convaincra bientôt qu'une application de l'eau minérale exige, pour être fructueuse, plus de connaissance qu'il n'en faut pour prendre consciencieusement, et d'après la règle stéréotypée, les 21 bains de rigueur, et avaler un certain nombre de verres d'eau de manière à obtenir un effet purgatif.

Si, sous sa forme actuelle, ce petit traité a comblé en quelque manière les lacunes qui se trouvaient dans les éditions qui l'ont précédé, il est néanmoins assez éloigné du but à atteindre pour devoir se recommander à l'indulgence des lecteurs.

WIESBADE, mai 1869.

L'auteur.

TABLE DES MATIÈRES.

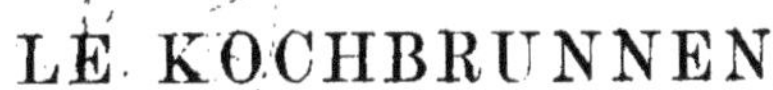

LE KOCHBRUNNEN.

SES PROPRIÉTÉS PHYSIQUES ET CHIMIQUES.

L'eau du Kochbrunnen, la principale des sources de Wiesbade, est limpide et sans couleur: en grande quantité, elle présente toutefois une légère teinte opalescente. Elle exhale une odeur fade, et sa saveur est assez semblable à celle d'un bouillon peu salé.

Sa température, dans le bassin de la buvette, est de 54° R. (67,5° C.); au point d'émergence, de 55° R. (69,25° C.)

Les gaz qui s'en dégagent — azote avec traces d'oxygène et acide carbonique — entretiennent la source dans un état de bouillonnement permanent.

D'après Frésénius, l'eau du Kochbrunnen contient par livre de 7680 grains:

ÉLÉMENTS FIXES:

Chlorure de sodium	52,49779	grains
„ de potassium	1,11974	„
„ de lithium	0,00138	„
„ d'ammonium	0,12841	„
„ de calcium	3,61720	„
„ de magnesium	1,56603	„
Bromure de magnesium	0,02760	„
Jodure de magnesium	traces très faibles	
Sulfate de chaux	0,69289	grains
Phosphate de chaux	0,00299	„
Arséniate de chaux	0,00115	„
Carbonate de baryte	trace	
„ de strontiane	trace	
„ de chaux	3,21055	„

Carbonate de magnésie	0,07979 grains
„ de protoxyde de fer . . .	0,04339 „
„ de protoxyde de manganèse.	0,00453 „
„ d'oxyde de cuivre	traces très faibles
Silicate	0,46018 grains
„ d'alumine	0,00392 „
Substances organiques	traces
	63,45720 grains.

GAZ:

Acide carbonique	6,416 pouces cubes
Azote	0,103 „ „

Il ressort de cet exposé que l'élément principal, formant à lui seul les $^5/_6$ de la somme des principes constituants fixes, est le *sel marin* (chlorure de sodium): c'est à lui qu'appartient le rôle principal dans l'usage interne de l'eau. Le chlorure de calcium et le carbonate de chaux ne viennent qu'en seconde ligne, surtout si l'on songe à la petite quantité de ces sels ingérée dans l'économie pendant la durée de la cure, quantité qui devient en réalité tout à fait insignifiante dans le traitement de certaines affections pour lesquelles de très petites doses d'eau minérale sont seules à leur place.

Les autres principes constituants, si faiblement représentés, sont par ce fait relégués à l'arrière plan. Leur importance quant aux effets curatifs de l'eau, ne peut d'ailleurs se constater directement. Quant au fer, ainsi que nous aurons occasion de le voir plus loin, il n'agit pas comme tonique en présence du chlorure de sodium.

La quantité d'acide carbonique équivant, à peu de chose près, à celle que contient l'eau potable ordinaire, par conséquent ce gaz ne peut avoir ici une grande valeur d'action. Précisément à cause de leur composition sous ce rapport, les eaux de Wiesbade présentent de précieux avantages. Leur efficacité dans les catarrhes chroniques de l'estomac n'est enrayée ni par un développement excessif de gaz, ni par l'irritation que produit l'acide carbonique; dans les affections des reins leur action peut se développer sans obstacle, parce que l'urine ne se charge pas d'oxalate de chaux, ainsi que cela a ordinairement lieu sous l'influence d'eaux minérales riches en gaz acide carbonique. La faible quantité de ce gaz contenue dans les eaux de Wiesbade, assure encore l'effet calmant de leurs bains, un des effets que se propose la méthode actuelle (v. plus loin).

Pour les affections accompagnées d'une grande faiblesse, même dans les catarrhes de l'estomac où les forces sont considérablement amoindries, les eaux abondantes en gaz doivent au contraire être préférées, ces affections exigeant l'influence vivifiante de l'acide carbonique.

La *haute température* des eaux au moment où elles s'échappent du sein de la terre, est sans contredit un imposant phénomène. Cependant ce n'est pas de cette chaleur que dépend leur efficacité remarquable et incontestée, et ce n'est pas davantage en raison de cet agent qu'il faut leur attribuer dans le traitement une propriété excitante, car elles ne sont appliquées à leur température naturelle que dans la mesure que comporte le but spécial à atteindre.

Il n'y a qu'un certain nombre d'affections, telles que le catarrhe chronique de l'estomac, des intestins ou des voies respiratoires, dans lesquelles une température élevée de l'eau minérale prise en boisson, puisse être de quelque avantage, car, dans ces cas, l'eau agit à la façon d'un calmant direct; toutefois, de petites doses suffisent. L'expérience a prouvé que la plupart des maladies exigent une température voisine de celle de l'estomac et des parties internes du corps. Une température modérée facilite toujours le passage de l'eau minérale de l'estomac dans le sang, en d'autres termes, sa digestion, ce qui précisément en favorise l'effet.

D'autre part, les évacuations alvines ne sont pas immédiatement provoquées par l'eau de Wiesbade à cause de cette chaleur, comme le contenu salin pourrait du reste le faire. Un effet de cette nature peut néanmoins être quelquefois nécessaire, et dans ce cas l'eau doit être administrée à une température plus basse.

Pour les bains, l'eau de Wiesbade n'est jamais employée à sa température naturelle, mais toujours après qu'elle a été convenablement refroidie. Cependant, en raison de la haute température des sources, on rencontre parfois, au fort de l'été, de grandes difficultés pour se procurer la quantité d'eau refroidie nécessaire au nombre considérable de bains à servir. Jusqu'à présent la solution de ce problème est encore à trouver.

Le tableau comparatif suivant des eaux minérales les plus importantes, administrées dans les mêmes affections que les eaux de Wiesbade, facilitera la juste estimation de ces dernières.

	Temp.	Princip. fixes. Grains.	Chlorure de Sodium. (Sulf. de sod. et de chaux.) Magnésie et chaux.	Jodure de pot. (Brom. de potas. ou de magn.)	Chlorure de calc. (ou de magn.)	Carb. de chaux ou de magn. (carb. de soude)	Carbonate de protox. de fer.	Gaz acide carbonique. p. cub.
Teplitz . . .	38.5	4.84*	0.43 (0.43)			0.32 (2.68)	0.037	0.39
Baden-Baden .	54	23.14	16.00 [3.00]		1.75	1.66	0.10	0.5
Aix-la-Chapelle	46	31.50**	20.27 (3.35)	0.004 (0.027)		1.21 (4.99)	0.07	4.06
Soden 3. . . .	18	36.72	26.31 [0.31]	(0.005)		7.81	0.009	35.9
Cannstatt. . .	16.8	38.60	16.29 (7.69) [6.43]			7.89	0.16	23.5
Karlsbad . . .	59	44.49	8.72 (24.33)	0.02		2.01 (9.01)	0.03	33.7
Adelheidsquelle (Heilbrunn)	8	46.19	38.06 (0.04)	0.21 (0.36)		0.58 (6.21)	0.07	13.18†
Wiesbaden .	55	63.45	52.49	(0.027)	3.61	3.21	0.04	6.46
Kissingen. . .	9	85.36	62.05 (2.00) [2.50]	(0.702)	(6.85)	6.05	0.68	26.25
Kreuznach . .	10	93.71	72.88 (2.41)	0.03 (0.27)	13.88 (4.07)	1.69		3.9
Homburg. . .	8.4	102.12	75.73††	(0.02)	5.27 (5.59)	11.81	0.17	48.6
Soden 4 . . .	17	127.82	109.30 (2.41)		10.08		0.11	29.9
Nauheim. . .	26	220.41	181.24	0.07	14.86 (2.60)	16.38	0.50	12
Rehme . . .	24.8	307.08	240.04 (25.18) [22.66]	(0.01)	(9.00)	9.86	0.33	21.55†*

* Les sources suivantes ont encore moins de principes fixes: Wildbad: 3,58; chlor. de sodium 1,28; temp. 28° R. — Gastein: 2,62; sulf. de sod. 1,49; temp. 37° R. — Pfäfers: 1,78: temp. 29°, 8 R.

** En outre 0,07 de sulfite de sodium.

† Plus 8,02 d'hydrogène protocarboné; 6,54 d'azote.

†† Plus 2,65 de chlorure de potassium.

†* Libre et à demi-combiné.

Si on laisse de côté les sources peu minéralisées dont la valeur réside dans les bains on peut voir, d'après ce tableau, que l'eau de Wiesbade, en raison de sa constitution chimique, est de nature très simple: elle ne contient presque que du chlorure de sodium, substance qui non seulement joue un rôle important dans la digestion, mais qui est en même temps un des principes élémentaires du sang. D'autres sels plus étrangers à l'économie manquent du reste complétement. Les sulfates, comme le sel de Glauber, par exemple, loin d'augmenter sa bienfaisante influence dans les catarrhes des voies digestives, ni son action profonde qui demande son absorption dans l'estomac, annuleraient plutôt l'une et l'autre en tant que laxatifs. Les jodures et les bromures étant en si faible quantité absolue, ce qui peut en être absorbé pendant la durée du traitement interne ne doit pas, assurément, être porté en ligne de compte dans l'effet des eaux.

L'eau de Wiesbade est en quelque manière diététiquement composée et constitue, par cela même, un médicament très doux et très approprié à l'économie générale. Cette particularité ressort encore davantage si l'on compare, sous le rapport quantitatif, son élément fondamental aux principes fixes correspondants des sources citées. Suffisamment riche en chlorure de sodium pour développer une action puissante, elle se rapproche beaucoup, à cet égard, des sources d'un contenu moyen. C'est pourquoi, dans l'usage interne, elle ne surcharge pas les voies digestives et ne fatigue pas trop l'organisme, ce qui ne manquerait pas d'avoir lieu si le contenu salin et les autres substances fixes étaient plus considérables. Même administrée en bains, cette eau ne perd pas cette qualité, car sous son influence, il ne se manifeste pas d'irritation cutanée et elle ne provoque que fort rarement quelque légère éruption.

En somme, *l'eau de Wiesbade* peut, *relativement à sa valeur thérapeutique,* être comparée à une *eau salée chaude.*

CADRE NOSOLOGIQUE DES EAUX DE WIESBADE.

Quoique la renommée de Wiesbade, comme du reste celle de presque toutes les anciennes stations thermales, reposât presque exclusivement sur l'efficacité de ses bains, la ville était jadis le but de pèlerinage de malades atteints de toute espèce d'affections. Ce ne fut que peu à peu, lorsque d'autres sources minérales surgirent en plus grand nombre, que le cercle d'action des eaux de Wiesbade se dessina nettement. Le rhumatisme fut à cet égard, et en quelque mesure, l'affection-type pour leur indication. Quelques médecins, il est vrai, franchissant ces étroites limites, n'avaient pas négligé l'usage interne de ces eaux et en avaient constaté d'heureux effets, ce ne fut néanmoins que dans les trente dernières années, que l'application interne devint une prescription générale. A dater de ce moment, le champ d'action des eaux minérales s'agrandit, et bientôt il fut constaté que l'application d'une eau si avantageusement composée relativement au chlorure de sodium, pouvait s'étendre à tout le champ nosologique dans lequel les eaux salines sont reconnues efficaces.

C'est en nous plaçant à ce point de vue que nous allons examiner l'influence des eaux de Wiesbade sur toutes les maladies susceptibles de guérison, aussi bien que sur tous les états morbides dans lesquels elles peuvent être contraires. Avant tout, nous nous proposons d'établir l'effet relatif aux processus morbides et à leurs causes, afin d'avoir une base pour l'appréciation de l'action thérapeutique de l'eau thermale.

Affections chroniques de l'Estomac et des Intestins.

Depuis plusieurs années, les eaux de Wiesbade jouissent dans les affections abdominales d'une réputation d'efficacité qui s'augmente de jour en jour. Jadis, ces affections, d'après la doctrine médicale alors en faveur (stase abdominale), étaient exclusivement du domaine des eaux essentiellement laxatives. Mais dans ces derniers temps, ce mode de médication a été abandonné dans ces stations thermales mêmes. Les fréquents désordres de cette nature, suites de maladies chroniques, particulièrement du rhumatisme, furent pour Wiesbade, la première occasion de mettre au jour les avantages qu'on peut, à cet égard, retirer de ses eaux. Ordinairement il est facile au malade d'observer lui-même l'étonnante rapidité avec laquelle le résultat désiré est obtenu. Sous ce rapport, le champ d'activité qui s'ouvre au médecin de Wiesbade, est bien plus satisfaisant que si ce champ n'embrassait que des rhumatismes articulaires d'ancienne date.

Catarrhe chronique de l'estomac.

Nature et symptômes de la maladie. — La base est un état d'irritation de la membrane qui tapisse intérieurement l'estomac, avec gonflement de ses parties élémentaires, des couches superficielles, aussi bien que du système glandulaire sur une certaine étendue, et accompagné d'une pléthore sanguine de l'organe tout entier. La digestion, naturellement, est affaiblie, et ne s'accomplit plus dans les étroites limites de l'état naturel. Une fermentation anormale s'établit; une production de plusieurs acides avec pyrosis, un développement excessif de gaz produisant une sensation de plénitude et d'oppression, des coliques, surviennent et même des vomissements. Le sentiment de la faim, cette sensation du vide réel des parois de l'estomac, manque dans les modifications que cet organe vient de subir dans ses tissus et dans sa circulation. L'irritation catarrhale produit de la soif, et par suite de la petite quantité de nourriture que prend le malade et du ralentissement des mouvements péristaltiques, les selles deviennent rares, difficiles, dans la majorité des cas.

Causes. Le catarrhe chronique de l'estomac dérive rarement de quelque affection aiguë antérieure; il provient en général de certaines influences perturbatrices prolongées: d'un régime mal entendu, de l'abus des boissons alcooliques, du tabac à fumer, etc. Un genre de vie sédentaire, le manque d'exercice favorisent son développement. Les personnes chargées d'embonpoint, sujettes à des évacuations alvines fluides se répétant plusieurs fois par jour, et dont les organes digestifs sont très irritables, ont une prédisposition marquée au catarrhe chronique de l'estomac.

Plus fréquemment encore, cette affection accompagne d'autres maladies chroniques reliées à une gêne dans la circulation sanguine (les affections des poumons, par exemple) ou à l'affaiblissement de la constitution et de l'innervation en particulier. Ce genre de complications constitue précisément une sorte de spécialité pour les eaux de Wiesbade, et l'amélioration de ces états secondaires, sous l'influence de l'eau minérale, est d'une grande importance pour la guérison de la maladie principale. Il va sans dire que le rétablissement dans les simples catarrhes chroniques de l'estomac est plus rapide que dans d'autres cas.

Résultat de la cure. L'eau de Wiesbade, administrée intérieurement à doses modérées, fait d'abord disparaître la flatuosité, le sentiment de plénitude, les renvois, etc. Puis on voit reparaître l'appétit, la soif cesse, et dans le courant du traitement, les évacuations alvines se régularisent et reviennent à l'état normal. Un effet purgatif ne correspond nullement au but que l'on se propose d'atteindre par la cure.

C'est en vain qu'on attend de cette dernière méthode la disparition des symptômes et le retour de l'appétit. La soif persiste et les évacuations, réglées en apparence seulement, ne sont point, en réalité, ramenées à leur état normal.

Quelque favorable que se montre l'influence de l'eau de Wiesbade dans le catarrhe chronique des organes de la digestion, dès l'instant que *le malade est très faible*, cette influence tarde à se manifester, et ne devient sensible qu'avec le retour des forces. Dans un âge avancé la cure peut même, sous certaines circonstances, échouer complètement. Déjà dans les cas de *catarrhes, consécutifs à des affections nerveuses de l'estomac*, l'eau de Wiesbade produit souvent peu d'effet. Les *troubles digestifs* dont sont atteints les *gens adonnés aux boissons alcooliques*, ne s'améliorent généralement qu'au début de la maladie; si la constitution est profondément ébranlée, s'il y a dégénerescence graisseuse du foie, ou quelque autre grave altération organique, l'effet des eaux est nul. Les *excès du tabac à fumer* influent également d'une manière funeste sur la digestion, et l'inertie abdominale qui en est la suite résiste généralement à l'eau.

Tous ces cas présentent cette particularité que l'appétit et les selles paresseuses s'améliorent d'autant moins que les doses de l'eau minérale sont plus fortes.

Ulcère chronique de l'estomac.

Comme prodrome de cette affection qui se montre spécialement chez les femmes, on voit fréquemment apparaître la dyspepsie nerveuse. Il semble que l'effet perturbateur sur les parois stomacales, des acides provenant d'une innervation défectueuse, peut amener la décomposition de la muqueuse. La faiblesse nerveuse ne se rencontre pas moins chez les hommes: cependant, par suite de la manière différente de vivre, les modifications, de même que le caractère de la maladie se présentent sous un aspect un peu différent.

Après la disparition de l'état aigu, l'eau de Wiesbade produit généralement un heureux effet. Si dans des cas rares du reste cet effet manque, l'obstacle qui s'interpose à l'action curative échappe à l'investigation. Quelque promptement que guérisse presque sans exception le catarrhe simple de l'estomac, l'amélioration de l'ulcère est loin d'être aussi rapide, quoiqu'on remarque parfois que les symptômes s'évanouissent avec une étonnante rapidité. D'abord, comme précédemment, disparaissent les renvois, le ballonnement et l'oppression: on ne voit pas apparaître des symptômes indiquant une irritation quelconque.

Les vomissements de sang, même de date récente, pas plus que des douleurs vives, ne sont une contre-indicat on.

Si, d'après les symptômes locaux pendant les accès, ces dernières sont en relation avec une affection inflammatoire du péritoine, elles ne cèdent qu'après des rechutes. Cependant, il est prouvé que même des cas invétérés peuvent être améliorés d'une manière très sensible. J'ai vu un de ces cas où l'autopsie, après une hémorrhagie mortelle, a révélé un épaississement considérable de la muqueuse de l'estomac, comme base de l'ulcère, et néanmoins l'eau de Wiesbade avait fait disparaître tous les symptômes morbides deux ans auparavant.

On comprend du reste, que l'emploi de l'eau minérale doit être circonscrit entre d'étroites limites, et exige un régime de vie très réglé. Dans les cas observés à Wiesbade, cas qui ont éprouvé une amélioration prononcée, la diète n'était pas lactée, mais essentiellement fortifiante, ce n'est donc pas au régime, mais bien à l'eau minérale qu'il faut attribuer le résultat obtenu.

Catarrhe intestinal chronique et diarrhée.

L'eau de Wiesbade, en raison de sa température et de sa composition, mérite dans les diarrhées chroniques et la disposition à cette affection, une considération particulière, quoique dans les observations que nous avons été à même de faire, les cas invétérés n'aient pas démenti leur caractère opiniâtre et aient même surpassé à cet égard l'ulcère de l'estomac.

A l'occasion du catarrhe gastrique il fallait déjà citer les *perturbations catarrhales de la digestion chez les personnes obèses,* qui sont souvent atteintes de diarrhées, mais qui, par suite de l'habitude, n'attachent aucune importance à cet état. Nous en verrons les conséquences quand nous parlerons des hémorrhoïdes et de la pléthore abdominale; il suffit pour le moment de dire que l'eau de Wiesbade améliore très rapidement cet état.

Des diarhées aiguës négligées produisent parfois *le catarrhe chronique simple de l'intestin,* surtout lorsque les forces ont manqué au début de la maladie. C'est aussi la principale cause de la lenteur avec laquelle marche l'amélioration pendant la cure.

Il est même possible par l'eau de Wiesbade, administrée à temps, c'est à dire pendant la période où la nature de la maladie est simplement catarrhale, d'enrayer *les affections intestinales des phthisiques* et de les guérir. La guérison du catarrhe est d'une grande importance pour l'amélioration de la maladie principale.

Les diarrhées chroniques exigent non-seulement une cure douce, mais de longue durée, jusqu'à ce que les parties détruites des couches superficielles aient été entièrement renouvelées sur le point attaqué de la muqueuse et que la restitution de l'organisme soit complète.

Aux affections des intestins se joignent encore quelques états anormaux tels que : la constipation, les hémorrhoïdes, la pléthore abdominale, dont nous allons parler immédiatement bien qu'ils ne soient au fond que des *symptômes* et non des maladies proprement dites.

Constipation.

Des évacuations alvines difficiles sont, d'après ce que nous avons dit plus haut, une suite ordinaire du *catarrhe chronique de l'estomac*. La *jaunisse*, par une raison toute semblable, est aussi accompagnée de constipation. Assez fréquemment dans des cas de constipation, même opiniâtre, on peut constater à Wiesbade une *faiblesse nerveuse* en relation avec un ébranlement de la moelle épinière, et de vieille date.

Un grand nombre d'états morbides accompagnés d'évacuations irrégulières peuvent être ramenés à une *cause purement mécanique* : nous en voyons souvent ici. Beaucoup de maladies de femmes agissent dans ce sens, ainsi que les tumeurs abdominales ; une affection précédente du canal intestinal (inflammation, fièvre nerveuse grave), peut avoir oblitéré la voie par adhérence.

Dans des circonstances de cette nature, il est difficile de se passer de médicaments. Si la faiblesse nerveuse doit être prise en considération, l'usage interne de l'eau de Wiesbade n'est pas à sa place, car la constipation ne ferait que s'accroître. Cependant, par la guérison du catarrhe de l'estomac, du duodénum et des voies biliaires, on voit, ainsi que nous l'avons dit plus haut, les selles redevenir normales.

Comme état consécutif, la constipation ne peut fournir aucune indication quant à l'application d'une eau minérale, ni même si elle est concomitante avec un catarrhe chronique de l'estomac et des intestins. L'ancienne méthode de recourir sans autre examen aux purgatifs, est tout à fait irrationnelle et ne peut amener tout au plus qu'une amélioration passagère, mais point la guérison.

La constipation exige toujours par rapport à l'emploi des bains, un examen attentif, afin de déterminer s'il n'est pas plus convenable de suspendre ceux-ci jusqu'à ce que les évacuations alvines se soient régularisée sous l'influence de l'eau prise à l'intérieur. En eux-mêmes, les bains amèneraient plutôt la constipation.

Hémorrhoïdes.

Nous avons déjà rencontré, à propos du *catarrhe chronique intestinal*, cette dilatation des vaisseaux sanguins de l'extrémité inférieure du tube digestif, les hémorrhoïdes. La gêne de la circulation est ici provoquée par l'irritation continuelle de la membrane qui tapisse l'intérieur du canal et l'afflux sanguin qui en est le résultat. Plus le siége du catarrhe est profond, plus ces modifications se produisent facilement. *A ce degré de trouble de la circulation sanguine* où les attaques se succèdent irrégulièrement, les hémorrhoïdes disparaissent avec le catarrhe sous l'influence des eaux de Wiesbade. S'il y a dégénerescence du tissu de l'intestin et des vaisseaux, cas où les symptômes s'aggravent, un suintement, des éruptions prurigineuses dans les régions cutanées voisines, des douleurs névralgiques surviennent: l'état morbide compliqué s'oppose alors à l'application de l'eau de Wiesbade et un traitement local devient nécessaire.

Tout obstacle à la circulation dans l'intestin lui-même, aussi bien que dans le centre vasculaire peut amener une stagnation dans la circulation veineuse de l'intestin, et d'après les lois physiques, principalement dans son extrémité inférieure. Parmi ces causes nous citerons: la pression exercée par des tumeurs abdominales, une fausse position de la matrice, l'accumulation des matières fécales dans l'intestin, principalement l'inertie des selles par suite de faiblesse nerveuse, la compression morbide des vaisseaux hépatiques dans lesquels aboutissent les veines intestinales, mainte affection du coeur et des poumons, organes d'où en définitive émanent ces vaisseaux sanguins.

Une *affection hémorrhoïdale idiopathique*, cause d'une maladie quelconque, *n'existe pas*. La dilatation des vaisseaux de l'extrémité inférieure du rectum est toujours la suite d'autres maladies, quoique le flux hémorrhoïdal puisse les améliorer temporairement. Les hémorrhoïdes sont héréditaires comme beaucoup d'autres affections, mais en ce sens qu'elles se manifestent dans un corps semblablement constitué, et que souvent elles se forment peu à peu sous les influences d'une même manière de vivre. Vouloir expliquer une maladie quelconque par la présence des hémorrhoïdes, est par ce fait entièrement inadmissible, car celles-ci sont, ou la suite de la maladie en question, ou des accidents tout à fait fortuits. La variété des causes des hémorrhoïdes doit naturellement se retrouver dans la méthode employée pour leur guérison. Le degré de leur développement modifie aussi le traitement. Les laxatifs, jadis de prescription invariable, n'ont ici aucune valeur scientifique. Outre les catarrhes de l'intestin, l'eau de Wiesbade peut avoir encore une bonne influence si les hémorrhoïdes reconnaissent pour cause une affection des poumons ou de la matrice.

Pléthore abdominale.

Les personnes d'une forte constitution et devenues obèses, avec l'âge, sont en général atteintes de cette affection. Leur stature, la vivacité de leur teint, et les échauffements fréquents sembleraient annoncer une *richesse du sang*. Cependant celui-ci est aqueux, pauvre en sels et contient moins de globules rouges, quoique l'albumine y soit abondante.

Le catarrhe chronique intestinal préexistant, accompagné fréquemment de selles liquides, peu colorées, a pour conséquence une formation excessive de gaz; la digestion se fait mal, en particulier celle des substances grasses. Des dépôts et des dégénérescences graisseuses en résultent et la pression que le ballonnement des intestins exerce sur les gros vaisseaux du bas-ventre, produit cette sensation d'échauffement si désagréable aux malades. Les selles aqueuses, des sueurs abondantes, une fâcheuse habitude de prendre beaucoup de liquides, habitude contre laquelle un des principes de la cure de Banting est dirigé, appauvrissent peu à peu le sang dont les sels, principalement le chlorure de sodium, diminuent. Le corps finit par perdre toute énergie, le système nerveux devient irritable, l'humeur hypocondriaque.

En raison de la position sociale le plus souvent aisée des malades, on présuppose un état pléthorique abdominal et par suite du ballonnement du bas-ventre, un agrandissement du foie. Ce dernier est presque impossible à cause de la pression constante des gaz, et les stases ne sont jamais constatées. Ces malades passent pour être disposés à la goutte, comme aux hémorrhoïdes et à l'apoplexie. Leur peau délicate devient une occasion d'affections rhumatoïdes nerveuses, le catarrhe intestinal habituel donne lieu à de fréquents dépôts dans l'urine, lesquels sont, à tort, pris pour des graviers urinaires. L'apoplexie n'est pas si fréquente parmi eux: la goutte moins encore.

Ce n'est donc pas une prétendue pléthore, mais bien le catarrhe intestinal et ses effets qui doivent être l'objet du traitement. Voilà pourquoi la méthode laxative échoue tandis que l'eau de Wiesbade trouve dans ce cas l'occasion de développer sa vertu curative. En guérissant promptement ce catarrhe de vieille date, elle amende la nutrition, et en rendant au sang le chlorure de sodium qui lui manquait, elle amène le rétablissement complet de la constitution. La rapide diminution des gaz fait disparaître le ballonnement habituel et délivre le malade de cette sensation d'échauffement si importune. La soif s'éteint et avec elle le besoin d'inonder intérieurement le corps de liquides. Le malade maigrit à vue d'oeil et la bouffissure se perd. Les selles deviennent régulières et plus foncées, l'urine se clarifie et ne dépose plus de sédiment. Avec l'amélioration de la nutrition, l'activité corporelle et intellectuelle reparaît et l'hypocondrie fait place à une humeur plus égale et plus gaie.

Maladies du Foie.

Comparativement aux affections de l'estomac et des intestins, les maladies du foie sont rarement à Wiesbade l'objet d'une cure, déjà par la raison toute simple qu'elles sont moins fréquentes, absolument parlant, car des altérations profondes menacent toujours plus directement la vie. La position toute particulière du foie et ses rapports avec le système vasculaire, protégent ce viscère contre les influences perturbatrices, dont un petit nombre seulement paraissent être avec lui en relation directe. Dans la statistique des hôpitaux, les maladies du foie figurent toujours dans une proportion plus faible que les autres affections, et la jaunisse forme la majorité des cas.

Des troubles dans la région du foie ne sont pas toujours les symptômes certains d'une maladie de cet organe, et un examen plus approfondi les ramène le plus souvent à quelque état morbide de l'estomac, etc. La prétendue affection hépatique des personnes chargées d'embonpoint n'est ainsi au fond qu'un catarrhe intestinal. Des douleurs dans le côté droit de la partie supérieure du ventre proviennent le plus souvent d'une *maladie des intestins*: le colon fortement courbé au-dessous du foie en est le siége. Ces douleurs peuvent également provenir *de l'estomac*; parfois leur *origine* est *névralgique*, parfois aussi elles sont en relation avec les *maladies des organes sexuels des femmes*. Les symptômes du reste ne correspondent pas aux symptômes reconnus des affections du foie, abstraction faite que la jaunisse manquait auparavant et qu'il n'était pas davantage question de calculs biliaires. L'examen physique range aussi les douleurs tout à fait en dehors des limites du foie.

Si ces désordres dans les régions abdominales sont accompagnés de ce qu'on nomme vulgairement taches hépatiques (éphélides), ces dernières n'indiquent nullement la présence d'une affection du foie; ce sont, en partie des végétations inoffensives, partie des dépôts pigmentaires au front dans les maladies des femmes.

Comme les prétendues affections du foie dérivent en vérité de désordres digestifs, l'efficacité des eaux salines neutres est évidente, et ce fait a donné l'idée qu'un état maladif du foie est très fréquent dans un âge avancé chez les personnes obèses.

Jaunisse catarrhale chronique.

Dans la forme ordinaire la plus simple de cette affection, celle qui se relie au catarrhe de l'estomac, l'eau de Wiesbade amène la guérison. Mais comme l'action immédiate est bornée à ce catarrhe, car les principes constituants de l'eau ne parviennent qu'avec le sang dans les voies biliaires mêmes, la marche de la guérison est plus lente que dans le catarrhe de l'estomac.

Hépatite chronique.

Cette maladie, le plus souvent en relation avec des excès de boissons alcooliques, est rarement représentée dans le public qui fréquente les bains. Le catarrhe de l'estomac, dérivant de la même source, ne manque jamais comme affection concomitante. Si l'eau de Wiesbade est administrée aussitôt que les premiers symptômes se montrent persistants, elle les fait disparaître, et amène la guérison, à en juger à la fin de la cure, par la couleur du teint et le retour des forces. Des lésions plus étendues indiquées par des accès d'hémorroïdes, un teint suspect, un léger oedème, ne laissent plus d'espoir pour le retour à l'état normal par formation régressive. L'amélioration constatée précédemment ne se fait sentir alors: des pertes hémorrhoïdales très abondantes peuvent même survenir.

Foie gras.

Cet état ne s'annonce par aucun symptôme morbide, mais se rencontre chez les *enfants*, à l'occasion de *profonds dé-*

sordres dans la nutrition et mérite toujours une attention particulière. Des formes massives, des accumulations graisseuses abondantes, le ballonnement de l'abdomen, des accidents scrofuleux de toute espèce, digestion stomacale et intestinale depuis longtemps troublée, telles sont les symptômes qui accompagnent souvent le foie gras.

Sous l'influence d'une cure interne méthodiquement conduite, la nutrition tout entière se modifie après quelque temps: la massivité des formes se perd, l'enfant se développe, et le foie reprend son volume normal.

Le foie gras accompagnant la *phthisie pulmonaire* se dérobe presque toujours à l'observation, cependant sa guérison serait importante pour l'amélioration de la maladie principale.

Maladies de la Rate.

Ces affections, au nombre des plus rares parmi les états morbides que l'on rencontre dans les stations thermales, ont pourtant quelques représentants à Wiesbade: ce sont des cas *d'engorgement splénique provenant de fièvres intermittentes paludiennes* qui arrivent de la Hollande ou du Rheinpfalz. Si la maladie est de date récente, elle s'améliore avec rapidité, en même temps que la digestion et la nutrition. Un cas des plus graves, arrivant des provinces danubiennes et présentant une intumescence indurée et considérable, avec complication de phthisie pulmonaire, n'éprouva naturellement aucune amélioration.

Dans plusieurs cas de *tuméfactions leukémiques de la rate*, le résultat fut au moins satisfaisant. Un enfant de 18 mois, dont le développement retardé, la teinte pâle de la peau, le ventre ballonné et certains désordres fonctionnels, indiquaient un grossissement considérable de la rate et une constitution particulière du sang, se rétablit complétement par l'usage interne de l'eau de Wiesbade. Par le retour de la rate à ses dimensions normales, le nombre des globules blancs du sang diminua. Deux adultes atteints de tumeurs spléniques éprouvèrent de meilleurs effets, quant au bien-être général, d'une cure d'eau salée, que d'un traitement précédent par une forte source ferrugineuse. La digestion devint très bonne, l'urine sans dépôt, le teint naturel. Dans l'un de ces cas la rate diminua de volume: la tuméfaction indurée du second cas ne subit aucune modification.

En général, la cure doit être entreprise de bonne heure, et par rapport aux tumeurs des fièvres intermittentes, il est de grande importance que la ville soit exempte de fièvres.

L'amélioration observée dans ces maladies est en relation directe avec le fait d'expérience que les eaux de Wiesbade *diminuent en général le volume de la rate.* Dans les cas où l'agrandissement de l'organe est considérable, cette action est facile à constater par l'examen direct. (V. la 2e édit. allemande de cet ouvrage.)

Exsudats dans le péritoine consécutifs à des affections inflammatoires.

Jusqu'à présent, les *exsudats dans le voisinage du coecum, consécutifs à une inflammation de celui-ci,* étaient ceux qui exigeaient le plus souvent une cure à Wiesbade. Ils se forment en général dans la jeunesse, par suite d'un catarrhe chronique du coecum et de ses annexes, du processus vermiforme, avec grande disposition aux rechutes. Le danger réside en celles-ci d'autant plus que l'exsudat devient ordinairement considérable. Par l'eau de Wiesbade, on peut suivre très exactement sa métamorphose régressive. Une cure de longue durée *prévient* en outre *les récidives,* en amenant la guérison du catarrhe du coecum, lequel existait depuis de longues années. La maladie se rattache sous ce point de vue au catarrhe de l'estomac et des intestins.

Les affections inflammatoires de la matrice et de ses annexes sont assez fréquemment suivies de semblables produits morbides, qui se déposent dans les tuniques du péritoine, après les troubles de la période menstruelle, plus souvent encore après des accidents puerpéraux. Dans ce dernier cas, il se forme fréquemment des abcès, *les abcès du bassin,* lesquels se vident par une voie quelconque.

Sans parler d'un traitement local nécessaire, une cure d'eau de Wiesbade (boisson et bains) peut amener la guérison.

Les abcès disparaissent les premiers. Les tumeurs, souvent énormes, demandent naturellement beaucoup de temps pour leur résorption. Dans le courant de celle-ci les douleurs névralgiques disparaissent, la menstruation redevient normale et l'état de langueur et de souffrance continuelle finit par faire place à la santé.

Maladies des Voies respiratoires.

Les écrits d'anciens médecins (Ritter, déjà au commencement de notre siècle) parlent de guérisons de graves maladies de poitrine obtenues par l'eau de Wiesbade. Bien que d'autres stations thermales soient, par la fraîcheur de leur air, plus convenables pour des malades de cette catégorie, la source du Kochbrunnen, d'après le caractère de sa composition, n'est pas inférieure à ses rivales, au contraire, par la douceur de son action elle les dépasse même souvent dans ces maladies rebelles à la thérapeutique. (V. le tableau pag. 4.) Du reste, les occasions ne lui manquent pas pour soutenir son ancienne réputation à cet égard, parce que les nombreux cas de rhumatismes que nous avons chaque année à traiter sont fréquemment compliqués de catarrhes pulmonaires. Quant aux cures d'hiver, on devrait prendre beaucoup plus en considération qu'on ne le fait d'ordinaire, l'excellente influence de l'eau pour arrêter les progrès de la maladie. Nous ajouterons encore que l'eau du Kochbrunnen est employée par les habitants de la ville comme remède populaire contre le catarrhe, bien qu'au point de vue scientifique, on ne puisse en approuver l'emploi pendant la période d'irritation.

Catarrhe nasal.

Cette affection, si importune au jeune âge, prédispose par ses récidives à l'ozène opiniâtre. Le catarrhe nasal simple cède, à Wiesbade, sous l'effet d'un régime approprié au cas, et n'exige pas de traitement local.

Le catarrhe nasal chronique demande toujours une longue cure; précisément à cause de l'incertitude de l'étendue de la maladie, on ne peut fixer d'avance les limites du résultat.

Pharyngite chronique.

Nous entendons ici le vrai catarrhe de la gorge, où la muqueuse est d'un rouge foncé, *ramollie* et *gonflée*, d'où il résulte un *rétrécissement de la gorge,* surtout chez les hommes d'une constitution robuste. A côté de mucosités abondantes, le malade n'éprouve guère qu'une sensation d'oppression et un certain malaise, rarement des douleurs. Par l'irritation sympathique du larynx, le timbre de la voix est généralement un peu altéré. L'épaississement et la rougeur de la muqueuse gutturale disparaissent assez rapidement sous l'influence de l'eau prise en boisson et d'un régime convenable.

Si cette maladie n'est pas fréquente, on rencontre d'autant plus souvent un *état de simple irritation de la gorge.* Cet état est précisément la plus ordinaire des affections du cou, soit qu'elle n'affecte aucune gravité, soit qu'elle accompagne la phthisie pulmonaire, et qu'elle dégénère plus tard en altérations d'une nature sérieuse. On parle ordinairement de catarrhe, mais celui-ci n'existe guère qu'occasionellement et à un très faible degré. Le pourtour de la gorge paraît alors *agrandi.* Toutes les parties sont amincies, même émaciées — non-seulement dans la phthisie — et coïncident avec la nutrition défectueuse et l'amaigrissement du corps. Des glandes, dans l'angle latéral, accidentellement enflées, ne modifient en rien cet aspect général du gosier. Que ces glandes mêmes, les bords de la voûte du palais et la luette, soient tuméfiés et rougis, et que cette rougeur, après des efforts pour détacher les glaires, se soit étendue, une nuance rouge pâle forme néanmoins la teinte dominante. De petits vaisseaux sanguins se détachant sur ce fond pâle forment souvent un contraste singulier. Aucun de ces symptômes ne prouve, du reste, l'existence d'une inflammation, d'un catarrhe proprement dit.

Une sensation de chatouillement, de brûlure, de sécheresse, de contraction; une toux courte et fréquente, tourmentent le malade du matin jusqu'au soir et font de son état un véritable martyre. Naturellement, sous la muqueuse amincie, au travers de laquelle les petites veines se distinguent si facilement, s'étend le réseau nerveux très peu protégé qui perçoit avec une extrême subtilité toutes les influences délétères : la poussière, la fumée, l'irritation produite par un courant d'air sec, par l'expectoration, par les mouvements réitérés du gosier pour chasser les mucosités, par la parole, la toux et l'expectoration. Les éternelles lamentations sont, même dans le cas où l'affection ne se rattache pas à la phthisie pulmonaire, en contradiction avec l'importance des désordres locaux, et ces désagréments sont d'autant plus sensibles que les malades n'ont pas une surabondance de forces.

Comme l'affection simple (non pas la modification accompagnant la phthisie) est particulière au sexe féminin, bien que les hommes n'en soient pas absolument exempts, il y a là, néanmoins, l'indication de la prédisposition spéciale à une irritation graduelle des régions laryngiennes. Un toussottement habituel, le tabac à fumer, ne font que favoriser cette prédisposition, et à la fin un refroidissement suffit pour éveiller les symptômes de la maladie.

Les eaux de Wiesbade ne sont pas ici plus efficaces que telle méthode ou telle autre eau minérale; mais, appliquées intérieurement, elles calment par leur température, et deviennent par ce fait d'une certaine utilité dans ces divers états morbides. En favorisant la digestion et le retour des forces, ces eaux peuvent amener une guérison radicale, puisque un traitement essentiellement fortifiant suffit déjà pour atteindre ce but. Quand il s'agit de phthisie pulmonaire, la maladie principale doit fournir au médecin le point de départ, quand même l'affection de la gorge et ses corollaires se présenteraient au premier plan.

Bronchite chronique.

L'analogie de cette affection avec la pneumonie chronique, la phthisie pulmonaire, rend souvent bien difficile de préciser la limite où la plus grave des deux maladies commence. Aussi, tout catarrhe qui se prolonge, doit-il attirer au plus haut degré l'attention de l'homme de l'art, précisément en raison de ses conséquences possibles.

Si, chez les adultes, des catarrhes bronchiques *récidivent fréquemment*, il faut être sur ses gardes quant à la phthisie. Hufeland considerait un catarrhe de 6 semaines comme suspect, et les recherches plus modernes dont la phthisie a été l'objet, confirment cette manière de voir. Pour faire disparaître les dernières traces de la maladie, les eaux minérales sont sans contredit beaucoup plus efficaces que les méthodes employées à la maison, et à cet égard, Wiesbade compte de beaux résultats.

Il faut encore redoubler de précaution si la *bronchite* ou *l'inflammation aiguë des poumons* s'est montrée rebelle et a laissé un catarrhe. Des restes d'exsudats dans la muqueuse bronchiale ou dans le tissu pulmonaire doivent sans doute être encore éliminés. C'est de cette cause que proviennent les nombreuses rechutes dans ces deux affections. Comme moyen prophylactique pour prévenir ces rechutes et le passage à la phthisie pulmonaire, une cure supplémentaire devrait toujours être entreprise. L'eau de Wiesbade et les eaux salines en général favorisent d'autant mieux la guérison, qu'elles sont toutes particulièrement appropriées à éliminer ces restes d'exsudats, à remédier aux désordres secondaires dans les fonctions digestives, à compenser la quantité considérable de chlorure de sodium que le sang a perdue. Sous leur influence, l'expectoration diminue bientôt en même temps que l'irritation qui provoque la toux: l'appétit augmente, les digestions s'améliorent et la convalescence s'établit.

Une prédisposition de ce genre à des affections pneumoniques chroniques après des maladies de poitrine, se rencontre, il est vrai, plus rarement *dans la jeunesse*: cependant les *catarrhes qui succèdent à la coqueluche, à la rougeole* et *aux fluxions de poitrine répétées*, font exception. Ces cas exigent une cure systématique, surtout d'une eau saline, afin que le développement normal du corps ne soit pas interrompu.

Il est facile de voir où peut aboutir la négligence de ces mesures de précaution. Chez les jeunes personnes il peut en résulter un *catarrhe habituel*. L'effet pernicieux sur la constitution est alors frappant. Il n'y a pas de phthisie, seulement une *bronchite chronique*. Behrend a appelé tout dernièrement l'attention sur ce point et a constaté que l'huile de foie de morue et autres médicaments analogues sont ici sans effet, qu'un changement d'air et Karlsbad sont excellents, le dernier en raison des troubles dans les fonctions du foie. Je ne puis, d'après mon expérience, affirmer que ce dernier organe soit le siége d'une véritable affection: on constate bien occasionnellement des cas de jaunisse, mais ils sont secondaires et dérivent d'une circulation pulmonaire anormale. La guérison du catarrhe chronique demeure le point capital et l'ictère léger consécutif disparaît de lui-même; en tout cas, les eaux salines sont les mieux appropriées. L'efficacité bien établie de l'eau de Wiesbade à cet égard, a déjà été mentionnée dans la 2e édition allemande de cet ouvrage. L'usage interne de l'eau suffit généralement seul, mais il faut le continuer pendant un temps assez long.

Dans les maladies chroniques, la jeunesse a toujours sur l'âge plus avancé cet avantage, que le développement progressif du corps fait disparaître toute trace de l'affection primitive.

Phthisie pulmonaire.

Si dans des cas de rhumatisme articulaire, une bronchite ou une inflammation des poumons était survenue pendant la période aiguë et s'était transformée en pneumonie chronique, cette maladie, à côté du rhumatisme, exige assez souvent une cure d'eau de Wiesbade. Plus souvent la phthisie pulmonaire accompagne encore des troubles névralgiques de différente espèce, et devient ainsi une cause d'affaiblissement général: sur cette base s'établissent l'irritabilité du système nerveux et la névralgie qui en dérive comme affection consécutive.

D'après cet état de choses, l'eau de Wiesbade a à combattre tantôt une pneumonie subaiguë, tantôt la phthisie ordinaire à marche lente.

Dans la *phthisie chronique*, l'état catarrhal des bronches et des cavernes pulmonaires est ordinairement le symptôme dominant. L'eau de Wiesbade limite la sécrétion et par là fait disparaître la toux. La guérison de l'affection articulaire ou de la névralgie est-elle possible, et les forces reviennent-elles, les accidents du côté de la poitrine cessent assez fréquemment. Néanmoins, les altérations anciennes des cellules pulmonaires subsistent encore, pour le moment, latentes, elles ne compromettent pas la vie, et le malade doit se tenir à une manière de vivre appropriée à son état. Une faiblesse de constitution native ou acquise, étant généralement à la base de beaucoup de cas, la limitation de la fréquence de cette espèce de phthisie rentre dans le domaine de l'hygiène.

On peut se promettre un plus grand effet de la cure dans la *pneumonie chronique, s'il y a encore quelque irritation,* et si la formation des nouvelles cellules ainsi que leur métamorphose régressive est encore en train. Cette forme n'est pas rare chez les adultes après des inflammations des poumons. Un tempérament scrofuleux, une charpente osseuse massive mais molle, prédisposent, dans les inflammations, à des exsudats étendus et à une forte irritation fébrile. En raison de leur constitution, les femmes sont plus sujettes à cette maladie que les hommes. Dans l'âge avancé, l'état inflammatoire affecte aussi plus volontiers ce caractère.

Lorsque l'état n'est pas trop aigu, l'eau de Wiesbade, à l'intérieur, ne peut amener d'accidents, non plus que les bains administrés contre les affections articulaires. Un crachement de sang précédent n'est pas davantage une contre-indication. L'expectoration, la toux, l'irritation de la poitrine diminuent très rapidement et devancent de beaucoup la guérison de l'affection articulaire. Les symptômes alarmants du côté de la poitrine ont souvent disparu depuis longtemps avant que les mains et les jambes soient revenues à un état satisfaisant.

Chez les femmes, la période menstruelle dans cette forme de phthisie n'a pas une influence aussi nuisible que dans la phthisie essentiellement chronique: néanmoins elle provoque une réaction et n'est pas sans importance. Dans la phthisie chronique, la méthode curative doit s'occuper des altérations cataméniales. Si Lisfranc, Aran, Courty n'admettent pas un traitement dans cette direction, c'est quand il s'agit d'affections de poitrine avancées, accompagnées d'une forte irritation, et dans ce cas le traitement simultané des affections des poumons et des organes génitaux (Malet) doit être rejeté; cependant la guérison de la phthisie pulmonaire n'en échoue pas moins fréquemment par la négligence des désordres du côté des organes génitaux.

Pour plus de détails sur l'origine et la nature de la phthisie pulmonaire, voir la brochure intitulée: *Wiesbade, station climatérique et séjour d'hiver.*

Asthme.

Les asthmatiques ne viennent en général à Wiesbade que pour chercher une amélioration à des névralgies et après que des essais tentés dans d'autres stations thermales sont demeurés infructueux. Rarement ces malades nous arrivent attirés par l'expérience que des personnes, atteintes de cette affection, séjournent ici en hiver avec plus de profit que dans des contrées plus méridionales.

L'asthme, qu'il faut distinguer de la dyspnée dérivant d'une insuffisance des poumons, est toujours, même dans les cas où une bronchite catarrhale et des altérations du tissu pulmonaire ont précédé, une affection nerveuse d'une nature jusqu'à présent obscure et par suite, d'une guérison difficile. Si le développement de l'affection nerveuse dérive, chez les femmes, d'une maladie des organes sexuels, une cure complète d'eau de Wiesbade, boisson et bains, a de fort bons effets. Les accès diminuent de fréquence et d'intensité.

Dans toutes les maladies de poitrine, la boisson est le point capital de la cure: néanmoins les bains d'après ce qu'on a pu constater n'ont pas le désavantage qu'on leur supposait, en particulier dans la phthisie pulmonaire, et ne doivent pas être rejetés à priori.

Maladies du Coeur.

Plus rares deviennent les affections du coeur dans les rhumatismes aigus, parce que le traitement débilitant a été abandonné, et qu'avec lui a disparu le danger de voir s'augmenter une irritabilité cardiaque préexistante qui précisément prédispose à cette complication rhumatismale, plus rarement aussi nous rencontrons à Wiesbade des rhumatisants chez lesquels se trouvent quelques restes d'une endocardite antérieure. A côté de ces cas il n'en a été constaté qu'un seul, consécutif à une rougeole. Wunderlich range cette dernière maladie au second plan dans les influences délétères.

Dans les affections de cette nature, on défend en général les bains; relativement aux restes d'une inflammation rhumatismale cette prohibition n'est pas à sa place. Au contraire, l'application des bains peu après l'accès aigu et avant l'induration des exudats dans les valvules et les tuniques du coeur, promet des résultats satisfaisants. L'étendue seule des altérations trace à l'action des eaux minérales les limites dans lesquelles celle-ci doit se manifester. Des lésions anciennes sont naturellement incurables. Les bruits du coeur pendant la cure perdant de leur raucité, et l'excitation du système circulatoire s'apaisant, il semble qu'une résorption des exsudats péricardiques soit possible. En raison du danger permanent que présentent ces maladies, une longue cure est nécessaire pour obtenir l'élimination de ces dépôts morbides du coeur aussi bien que des articulations, et un complet rétablissement.

Angine de poitrine.

Dans ces derniers temps, on a remarqué plusieurs fois ici cette affection chez des hommes âgés; des douleurs névralgiques, des désordres nerveux de l'estomac et des troubles dans les organes abdominaux l'accompagnaient. On a constaté que les accès, pendant la cure, avaient diminué de fréquence et d'intensité et c'est assurément une importante découverte pour la maladie.

L'angine de poitrine, quand même elle n'a pas atteint un haut degré, a une influence accablante. Sensation de rétrécissement dans la région précordiale, angoisse jusqu'au sentiment d'anéantissement se reliant à des douleurs ou à une insensibilité du bras gauche; irrégularités dans la circulation, cet ensemble de symptômes est aussi angoissant qu'inopiné.

Dans les cas observés l'état graisseux du coeur et très probablement du foie, était en voie de développement sans que néanmoins la maladie caractéristique eût encore pris un haut degré d'intensité.

Secondée par une diète bien entendue, ayant égard aux métamorphoses régressives, la cure complète d'eau de Wiesbade (bains et boisson) eut d'excellents effets: la digestion se régularisa, les organes abdominaux reprirent leurs fonctions normales, un sentiment de bien-être général remplaça le malaise ordinaire, l'humeur devint plus gaie et ce qui est le principal, les accès ne se répétèrent plus.

Maladies des Voies urinaires.

La difficulté de leur guérison, surtout quand il s'agit des maladies des reins, est bien connue. Leur danger dérive de la ténuité des tissus et de la continuité fonctionelle de ces organes qui sont, précisément en raison de cette dernière circonstance, exposés à un grand nombre d'influences morbifiques.

Ces affections sont en outre susceptibles d'atteindre un degré fort avancé avant qu'on ait eu l'occasion d'en soupçonner l'existence. Ici encore, le rhumatisme articulaire ou la névralgie, sont pour les individus atteints de ces maladies, l'occasion d'une cure d'eau de Wiesbade, d'autant plus que la maladie essentielle, l'affection des voies urinaires, leur demeure souvent inconnue. L'amélioration de cette de cette dernière n'est assurément pas le moindre profit si l'état des articulations et du système nerveux est devenu satisfaisant.

Maladies des Reins.

L'origine de ces affections remonte parfois à une scarlatine à laquelle a succédé un rhumatisme articulaire. Fréquemment la néphrite chronique dérive d'affections inflammatoires ou catarrhales des voies urinaires et de la vessie, provoquées par des irritations directes, par l'influence de certains médicaments (les diurétiques) ou par l'abus des boissons spiritueuses. Chez les hommes, les excès vénériens peuvent, en raison même de l'étroite liaison des organes génitaux et des voies urinaires, par l'intermédiaire du système nerveux, influer d'une façon prédisposante. C'est ce qui ressort probablement des fréquents sédiments d'oxalate de chaux que l'on observe ordinairement dans les cas de faiblesse nerveuse. D'origine plus essentiellement mécanique, l'affection néphritique chez les femmes peut se relier aussi à un état de grossesse antérieur. Peut-être même les principes de maint état morbide de cette nature, remontent-ils à la première jeunesse, car on voit fréquemment chez des enfants rachitiques et faibles atteints d'un léger catarrhe des reins cette affection prendre, précisement pendant une fièvre scarlatine, le caractère inflammatoire de la néphrite essentielle.

Une dysurie à un degré quelconque, même pendant la nuit, existe presque d'une manière absolue, parce que l'urine contient des substances étrangères. De petites quantités de sang ou d'albumine irritent déjà la vessie, et pourtant elle ne réagit sur son contenu normal, lequel n'est rien moins qu'un liquide adoucissant, qu'en proportion de sa quantité. La vessie, néanmoins, n'est pas le siége de la maladie primitive.

Catarrhe chronique des reins.

Une petite quantité de sang peut être accompagnée de traces d'albumine de manière à fourvoyer les analyses chimiques et microscopiques parce que les globules sanguins disséminés dans l'urine, alors d'une acidité prononcée, sont plus petits et leurs contours plus durement accusés. A cette période de la maladie, l'urine ne contient aucun cylindre, seulement des cellules épithéliennes des reins et une grande quantité d'oxalate de chaux dans l'énéorème.

Inflammation chronique.

Au début on constate essentiellement de larges cylindres d'exsudats d'abord avec de l'épithélium, puis plus étroits et hyalins (opales). Leur nombre varie extrêmement, de même que la quantité de dépôt dans l'urine qui devient toujours claire. La masse essentielle de ce sédiment se compose en outre de molécules de pus. A moins d'une irritation vésicale secondaire, l'urine charie peu de mucosités. Au contraire, la quantité de l'albumine — en opposition de ce qui se passe dans le catarrhe vésical — est généralement considérable. Si les cylindres sont pour la plupart opales et étroits,

— et dans ce cas ils peuvent être en fort petit nombre, — on ne distingue que quelques globules sanguins isolés ou bien ceux-ci manquent complétement. L'urine est alors peu colorée, sans urée, sans aucun oxalate de chaux, mais fortement chargée d'albumine. Cette constitution spéciale de l'urine indique la dégérescence granuleuse des reins, et la perte de leur appareil sécrétoire en même temps que l'influence délétère de la maladie sur l'économie tout entière.

Une fois que l'affection est parvenue à ce point, il ne peut plus être question d'une amélioration essentielle, tandis que durant la période catarrhale on est à peu près sûr de la disparition complète des globules sanguins et des traces d'albumine. Ce qui peut rester de molécules de mucus et d'épithélium n'excède plus la mesure de beaucoup d'adultes relativement en bonne santé. Le dépôt est alors réduit à une couche fort mince.

Même des affections développées, avec un grand nombre de cylindres épithéliens d'exsudat, une quantité variable d'albumine et de globules sanguins, éprouvent ici sous l'influence d'un régime sévère, une amélioration prononcée. Cependant, dans le sédiment devenu peu abondant on peut, après une cure de six semaines, en constater encore des traces au microscope et par l'analyse chimique, quoique l'état du malade et son apparence semblent garantir de la guérison. Des globules muqueux, des cylindres d'exsudat et des cylindres opales, ainsi que l'albumine ne disparaissent jamais entièrement, même dans les cas où l'affection ne présentait à l'origine que des cylindres d'épithélium.

Quelle que soit du reste la forme que revête la maladie, la dysurie diminue dès les premiers jours. Les globules sanguins disparaissent d'abord, puis les cylindres, et en dernier lieu, les molécules de pus. (Sur les changements des qualités chimiques de l'urine, voir plus loin.)

Une cure de longue durée est aussi nécessaire qu'une exacte observance de toutes les prescriptions; des rechutes sont d'ailleurs inévitables. A mesure que la cure avance, le résultat est plus prononcé. La gravité de la maladie nécessite naturellement une prompte médication.

Maladies des calices et du bassinet des reins.

L'inflammation chronique de ces parties (pyélite chronique) se montre rarement sans être accompagnée d'une maladie des reins; les symptômes sont du reste les mêmes que ceux de l'affection précédente: urine acide, albumine rare, cependant plus de mucosités et de molécules de pus, peu ou point de globules sanguins, quelquefois des débris de l'épithélium du bassinet.

Dans ces cas, l'eau de Wiesbade agit d'une manière identique. Les dernières traces de suppuration ne disparaissent également que tard, par conséquent, la guérison rencontre les mêmes difficultés.

Maladies de la vessie.

L'irritation du réservoir de l'urine, consécutive à des affections des reins, dépasse rarement, d'après ce que nous venons de dire, certaines limites. Dans les cas où la maladie est idiopathique, la cause provient de la muqueuse de l'urètre, et les affections les plus opiniâtres et les plus fréquentes dans l'âge avancé, dérivent de désordres de la circulation sanguine du bassin.

Le caractère essentiel des affections de la vessie est l'abondance des mucosités et du pus. L'urine trouble dépose un épais sédiment blanchâtre, sans néanmoins se clarifier. La réaction se montre plus tard neutre et alcaline. Nous avons parlé plus haut de l'albumine.

La forme idiopathique résiste à l'eau de Wiesbade; dans les cas anciens, cette eau est plutôt nuisible, en ce sens que les forces n'augmentent pas directement.

Variations de l'urine sous l'influence de l'eau de Wiesbade.

Le passage du chlorure de sodium dans l'urine sous l'influence de l'usage interne de l'eau ne provoque nullement une sécrétion plus abondante que celle qui est la conséquence de l'ingestion d'une plus grande quantité de liquides: au contraire, l'usage interne semblerait plutôt diminuer cette quantité.

La teinte foncée qui se remarque dans maint état morbide local fait rapidement place à une teinte normale. Par contre, la teinte pâle, verdâtre, qui se rencontre particulièrement chez les sujets anémiques, ou âgés et affectés de maladies des reins avancées, ne subit aucune modification.

Il suffit même d'une petite quantité d'eau prise à l'intérieur, pour faire disparaître promptement les dépôts d'urate de soude, comme par exemple dans les catarrhes de l'estomac, les affections de la rate, les maladies des reins, et partout où existe une irritation.

Cependant ce fait ne décide rien en faveur d'une diminution de l'acide urique même. D'après les expériences physiologiques de Braun, de Neubauer et de Genth, et les analyses de Braun et de Neubauer chez les malades (vraisemblablement des rhumatisants), l'acide urique qui provient principalement des substances du sang pendant leur métamorphose organique (Meissner) éprouve, sous l'influence interne de l'eau de Wiesbade, une augmentation dont le degré est variable.

L'acide urique dont nous avons précédemment signalé l'absence dans les urines de sujets anémiques ne reparaît jamais. Le contenu de l'urine en oxalate de chaux paraît aussi ne pas subir de modification.

Les expérimentateurs cités plus haut, ont toujours trouvé l'urée en plus grande abondance que l'acide urique chez les sujets en bonne santé comme chez les malades.

Maladies des Femmes.

Quoique ces maladies demandent fréquemment un traitement par les eaux minérales salées, il est rare de rencontrer à Wiesbade, pendant l'été, des femmes venant chercher ici quelque soulagement. C'est qu'en médecine comme ailleurs, les doctrines dogmatiques sont très difficiles à combattre et qu'elles dominent encore quoique le progrès rationnel ait déjà franchi les étroites limites dans lesquelles elles se circonscrivent. On exige toujours des eaux minérales, pour les maladies des femmes, un arrière-goût de iode et de brôme, et l'on ne remarque pas que le principal élément de l'eau de Wiesbade, le chlorure de sodium tout seul, a dans des cas analogues pour ne pas dire plus graves, une efficacité constatée. Dans ces eaux, le sel précisément à cause de sa prédominance, est toujours l'agent essentiel. L'eau de *Wiesbade*, à peu près d'égale composition que celle de *Heilbrunn*, et un peu inférieure à celle de *Kreuznach*, produit, en définitive, les mêmes résultats.

Le principe de ces affections remonte à l'époque de la puberté et principalement à des suites de couches (Seifert). Là l'ignorance générale de l'importance du développement régulier des organes compromis fait souvent négliger les précautions de rigueur. Déjà on ne prend pas suffisamment en considération les temps qui précèdent et l'on n'évite pas avec assez de soin pendant l'établissement de la période menstruelle, les refroidissements ou les excitations. Dans les soins des nouvelles auccouchées, maint usage populaire a des suites funestes: laisser la malade couchée sur le dos, lui presser fortement le bas-ventre, sont autant de procédés qui prédisposent à une fausse position de la matrice; des couvertures trop chaudes, une température élevée dans les chambres, l'emploi des laxatifs, tout cela contribue à troubler le cours normal de cet état physiologique, et à entretenir dans l'organe une irritation fâcheuse. Il en résulte une perturbation dans le travail de métamorphose régressive de l'utérus et toutes ses suites funestes: métrite chronique, catarrhe utérin, augmentation de volume, l'hystérie et ses divers symptômes nerveux.

Développement incomplet à l'époque de la puberté.

Lors même que le corps de l'enfant, pendant les phases diverses de son premier développement, n'a pas atteint son degré normal, on réussit néanmoins, vers l'époque de la puberté, à obtenir dans beaucoup de cas un résultat très satisfaisant à cet égard. Les eaux salines et tout particulièrement l'eau de Wiesbade, administrée avec persévérance et précautien, présentent alors à cet égard un puissant adjuvant à la nature.

Quelquefois la menstruation ne s'établit pas parce que le développement physique est très en retard; les membres alors sont grêles, la constitution faible, la peau blafarde, les digestions pénibles. Toute espèce de malaises, d'indispositions, une somnolence extraordinaire, accompagnent cet état. La période menstruelle, il est vrai, peut s'établir, mais d'une manière irrégulière: elle est ou trop peu abondante, ou au contraire trop forte et trop fréquente.

Sous l'influence de l'eau de Wiesbade, la digestion et la nutrition s'améliorent. Quand dans la suite, les forces sont revenues, le développement reprend sa marche normale. La jeune fille grandit, ses formes extérieures s'accusent davantage, les traits du visage perdent leur caractère enfantin et la menstruation s'établit enfin d'une manière régulière sans brusques accidents.

Ici une longue cure, spécialement de boisson, est nécessaire; néanmoins des bains peuvent avoir d'excellents effets par leur influence sur la fonction de la peau et le système nerveux qu'ils contribuent à calmer.

Maladies des femmes provenant de mauvaises couches.

Une cure entreprise à temps préviendrait bien des suites funestes. Malheureusement, des circonstances de famille viennent souvent s'y opposer. Si le rétablissement incomplet faisait soupçonner l'existence d'altérations, l'examen direct serait le moyen le plus rapide pour arriver à la certitude à cet égard.

C'est ici que l'eau de Wiesbade produit surtout d'excellents effets. L'irritation inflammatoire et la suppuration diminuent immédiatement. L'augmentation de volume de la matrice et les exsudats qui l'accompagnent, se réduisent à vue d'oeil.

Si la maladie est plus ancienne, cet effet ne se produit pas aussi rapidement, néanmoins dans beaucoup de cas la réduction de la matrice s'opère, si le retour de cet organe à son volume normal était enrayé par une irritation quelconque. Il est presque impossible de ne pas avoir recours à un traitement local pour mettre fin à cette irritation inflammatoire et prévenir la cicatrisation des granulations du col de la matrice ou limiter un catarrhe. Tous deux réunis, un traitement local et la cure d'eau, assurent un succès plus rapide que si cette dernière précède. Les surfaces altérées se ferment dans un temps plus court que par le moyen des bains de siége ordinaires et des injections, et la congestion de la matrice qui résiste longtemps à la médication usuelle, ne tarde pas à céder.

Influence de la cure sur la période menstruelle.

Agissant en ceci comme les bains chauds ordinaires, l'eau de Wiesbade administrée en bains provoque généralement le flux menstruel, et l'avance en moyenne de quatre jours: dans certains cas où l'organe est le siége d'une irritation, ce terme peut encore être avancé de 10 jours. Bien que dans beaucoup de cas la perte de sang diminue, elle augmente néanmoins dans ces dernières circonstances et cela plus généralement encore au temps de la ménopause, aussitôt qu'il y a quelque prédisposition aux hémorrhagies. Disparu déjà depuis quelques mois, le flux menstruel reparaît assez souvent à cette phase de la vie. Une cure parfaitement régulière est alors presque impossible.

D'après mon expérience personelle, la *grossesse* ne contre-indique pas l'application de l'eau de Wiesbade. Müller dit avoir vu des couches prématurées et des avortements, mais il ne donne aucun détail sur ces cas. Peut-être les malades avaient-elles — ce qui se voit très fréquemment à Wiesbade — entrepris une cure d'après leur propre mouvement. Les mesures ordinaires de précaution ne doivent naturellement pas être négligées dans les premiers mois.

Dans un cas observé par moi, la *sécrétion lactée* n'avait présenté aucune altération visible par l'influence de l'eau prise à l'intérieur: l'enfant était dans un état florissant.

Maladies de la Peau et du Tissu cellulaire sous-jacent.

En attribuant jadis ces affections à une certaine diathèse herpéthique ou à une viciation du sang, on cherchait par une médication énergique basée sur les purgatifs et les sudorifiques à débarrasser ce dernier du principe morbigène qu'on le supposait contenir; pour atteindre ce but, on employait de préférence les eaux salées dans la plupart des maladies cutanées chroniques. C'est d'elles surtout qu'on attendait la guérison *d'eczémas opiniâtres.* Une pareille méthode n'était rien moins que propre à réaliser les espérances conçues. D'une part, en augmentant encore la causticité de l'eau, déjà suffisamment salée, par une addition d'eau mère dans le bain, on empirait les éruptions, l'irritation et les éruptions cutanées; d'autre part, les eaux salines administrées à l'intérieur à hautes doses, agissaient en purgatifs énergiques et affaiblissaient outre mesure, par des évacuations excessives, particulièrement chez les enfants, la vitalité de l'organisme. Comment était-il alors possible que la nature pût rétablir l'équilibre?

Après que l'on eut reconnu que l'hypothèse d'une viciation du sang manquait de fondement, non-seulement on l'abandonna, mais, s'appuyant sur l'autorité d'Hébra, on déclara que les eaux salées étaient positivement nuisibles dans le traitement des affections cutanées. Cette dernière opinion, il est vrai, était partagée par le Dr. Braun de Rehme, homme de grande expérience et doué d'une rare perspicacité. Il faut en même temps avouer que ces affections sont très souvent purement locales, et qu'une médication essentiellement topique peut produire de bons effets, bien qu'elle ne soit pas capable de prévenir les rechutes (v. Niemeyer).

Il y a néanmoins quelque chose de vrai dans la première opinion. Ce n'est pas dans leur action directe sur l'éruption cutanée que réside la valeur des eaux minérales salées, mais dans leur influence sur l'organisme par laquelle les dermatoses éprouvent une modification essentielle.

Il s'agit principalement ici des éruptions cutanées dites scrofuleuses. Elles reposent sur un état général de flaccidité des tissus, naturellement aussi de la peau, et sur une constitution du sang peu forte, aqueuse, pauvre en sel, provenant de sécrétions excessives (sueurs habituelles, diarrhées prolongées, etc.). Le sang a sans doute subi des modifications quantitatives, mais on n'y a jamais constaté la présence d'un virus spécifique. Si quelque cause d'irritation agit sur la peau: les larmes dans les inflammations des yeux, un écoulement nasal, la salive dans les affections de la bouche, une cause mécanique, le hâle, principalement quand il y a concomitance d'échauffement, d'excitation nerveuse, on voit se développer dans le tissu cutané une inflammation excessive; dans des circonstances analogues, le même fait se passe pour les organes internes. Par l'exsudation abondante dérivant du sang appauvri, une forte bouffissure des tissus élémentaires se déclare et toute la région affectée se tuméfie. Des éruptions, des engorgements glandulaires seraient, dans les mêmes circonstances, chez des personnes d'une constitution plus forte, demeurés tout à fait insignifiants.

Il s'agit donc, avant tout, d'améliorer la constitution et l'état général de la santé, d'autant plus qu'il est démontré par l'expérience que la guérison de ces éruptions cutanées dans la jeunesse se fait souvent d'elle-même avec le développement corporel. Plus tard, dans l'âge avancé, cette guérison ne peut non plus s'accomplir que par la reconstitution organique. C'est la raison pour laquelle la méthode à employer dans le traitement de ces affections doit rejeter absolument toute medication débilitante.

Or rien ne contribue plus au développement de l'organisme dans les années de la jeunesse et de la puberté qu'une cure rationnelle d'eau de Wiesbade. Pendant que sous son influence la nutrition devient plus active, les éruptions commencent à diminuer, et quelque temps après, elles disparaissent très souvent à mesure que la croissance reprend une marche plus régulière. Si cependant la guérison n'était pas entièrement obtenue par une première cure, il serait nécessaire d'en entreprendre une seconde.

En dépit de hautes autorités médicales, les eaux salines doivent donc maintenir leur droit d'indication contre les affections eczémateuses. Une forte irritation cutanée en contredit, il est vrai, momentanément l'application; mais dans les cas invétérés de nature torpide, offrant un épaississement et une dégénérescence de la peau, elles rendent les meilleurs services pour rétablir la santé d'une manière durable.

C'est à l'époque de la puberté que leur effet sera sans doute le plus sûr et le plus prononcé. Une forme spéciale d'eczéma, *le prurit hémorrhoïdal* se rencontre assez souvent à nos bains. Nous avons déjà mentionné son origine à propos du catarrhe de l'extrémité inférieure du rectum et nous avons dit que l'irritation de celui-ci se propage aux régions cutanées voisines. L'eau prise intérieurement a peu d'effet en ce cas, l'utilité des bains est aussi fort minime. Une médication locale est plus appropriée et doit au moins marcher simultanément.

L'eau de Wiesbade, par contre, développe sa puissance curative dans *toutes les affections de la peau avec exsudations dans les tissus cutanés.*

L'inflammation du tissu cellulaire de la partie inférieure de la jambe avec ou sans ulcères cutanés. Une gêne dans la circulation précède généralement ces ulcères anciens de la jambe. La pression exercée par des tumeurs dans le bas-ventre, un déplacement de la matrice, particulièrement après les couches, certaines maladies du foie, des fièvres typhoïdes graves, un affaiblissement nerveux, des occupations exigeant une station prolongée, telles sont en général les causes qui par la stase du sang ou le relâchement des tissus amènent la tension et l'occlusion des vaisseaux. Par suite d'inflammations secondaires de la peau accompagnées d'infiltration (*faux érysipèle*), et quelquefois de suppuration, le membre affecté se tuméfie.

Si, dans le traitement, on a soin de soutenir le reflux sanguin dans le membre malade, et si l'on a égard aux causes plus haut mentionnées, la guérison fait en général de rapides progrès. Ce sont principalement les bains qui favorisent la cicatrisation des plaies suppurantes et qui font disparaître des éruptions secondaires. En peu de temps le volume de la jambe diminue. Par suite d'une meilleure nustrition résultant de l'influence de l'usage interne et externe de l'eau, la guérison locale et générale est assurée.

Erysipèle habituel, principalement de la face. Ses fréquentes récidives, de même que celles des douleurs odontalgiques, des catarrhes du larynx, des maladies des organes sexuels chez les femmes, etc., se lient vraisemblablement à un reste d'infiltration demeuré dans les parties précédemment affectées, tandis qu'une constitution lymphatique, une peau fine et transparente, choses héréditaires chez la plupart des malades, prédisposent tout particulièrement à l'affection dont il s'agit.

Relativement aux causes occasionnelles, ce sont le plus souvent les maux de dents, le coryza aigu ou chronique, les inflammations des conjonctives et de l'oreille, et diverses éruptions cutanées, qui tendent à provoquer l'érysipèle de la face.

En favorisant la résorption du reste d'exsudat consécutif à une inflammation du tissu cellulaire, une cure des eaux de Wiesbade est un excellent moyen pour prévenir les récidives. La constitution s'est fortifiée et ce fait contribue aux bons résultats obtenus d'autre part: en effet, la flaccidité des formes, la bouffissure de la peau, particulièrement au visage disparaissent pendant la durée de la cure.

L'urticaire habituelle peut être également guérie, cet état étant ordinairement accompagné de désordres dans les organes de la digestion, sur lesquels l'eau de Wiesbade ne demeure pas sans effet.

La difficulté particulière que rencontre la guérison du *pemphicus chronique* nous servira d'excuse pour parler d'un cas extraordinaire que nous avons traité. Toute la surface de la peau était couverte de larges pustules et d'excoriations: le tissu cellulaire était fortement infiltré. Pendant quatre mois le mal avait résisté à toutes les tentatives de traitement. On essaya des eaux de Wiesbade et dans un temps relativement fort court, la guérison fut complète. Le malade jouit depuis 11 ans d'une parfaite santé.

Seulement dans les 10 premiers jours quelques vésicules sortirent encore. Bientôt après la peau commença à se dessécher et les bandages purent être mis de côté. Cinq semaines suffirent pour cette cure: et l'extérieur du malade, après un amaigrissement considérable, reprit toute les apparences de la santé.

Furoncles. Enfin la disposition aux furoncles est encore heureusement combattue par l'eau de Wiesbade.

Il n'y a guère que les personnes dont la constitution a

été affaiblie qui souffrent de l'éruption furonculeuse. Dans leur peau extrêmement délicate, quelques glandes isolées sous la moindre cause d'irritation s'enflamment avec les phénomènes consécutifs d'infiltration et de suppuration.

Il est possible d'obtenir la résorption de résidus d'anciens exsudats: l'amélioration de la nutrition et de la constitution tout entière s'oppose désormais au retour des furoncles. Une médication basée sur d'abondantes évacuations alvines ne pourrait donc que faire du mal, en ce sens qu'elle affaiblirait trop.

Dans toutes les affections de la peau, les bains sont de rigueur: l'usage interne de l'eau ne doit pas être négligé si l'on a affaire à des exsudats, ou à remédier à des troubles digestifs.

Nouvelles éruptions pendant la cure.

En vertu de leur composition quantitative quant au principe salin, les eaux de Wiesbade ne sauraient produire quelque irritation considérable de la peau, d'autant plus qu'elles ne sont appliquées qu'à une température moyenne et que la durée du bain est fort limitée. Aussi voit-on rarement apparaître quelque éruption. Dans les cas où cela est arrivé, il y avait toujours un état éruptif antérieur, ou la cure n'avait pas été bien conduite, soit que la durée du bain eût été trop longue ou la température trop élevée, soit que la peau eût été irritée par des frictions, soit encore que les malades se fussent tenus trop chaudement.

Ce symptôme n'a rien de favorable quant à l'action des eaux. Au contraire, bien que cette éruption disparaisse rapidement par l'interruption des bains, elle peut cependant, à cause du prurit qu'elle occasionne, troubler le repos des nuits et interrompre la cure: les malades doivent donc faire leur possible pour l'éviter. De semblables éruptions indiquent toujours une grande irritabilité cutanée.

Avec les maladies de la peau nous avons abordé le domaine des exsudats, des engorgements et des tuméfactions accessibles au toucher : par là nous pouvons saisir la relation qui existe entre ces divers états et les affections des glandes, les maladies des os et des jointures, les rhumatismes chroniques et la goutte. Dans toutes ces maladies s'ouvre un vaste champ à l'efficacité de l'eau de Wiesbade puisque toutes se rattachent à des infiltrations inflammatoires, à des dépôts et à des tumeurs. L'intérêt s'accroît ici parce que les transformations amenées par l'eau minérale, sont plus faciles à suivre.

Maladies des Glandes.

L'engorgement des ganglions lymphatiques du cou est la suite d'un état inflammataire des régions voisines. Des éruptions à la tête, ou au visage, des affections des yeux ou des oreilles, des gencives ou de la gorge, pleuvent devenir autant de causes, puisque les vaisseaux lympathiques de toutes ces parties affectées communiquent avec les glandes du cou. C'est à Velpeau que revient le mérite d'avoir saisi cette véritable filiation des faits. Une fois que les glandes ont subi quelque altération, tout refroidissement peut aggraver l'état. Disons en passant que le refroidissement ne peut amener primitivement une inflammation glandulaire.

C'est chez les sujets scrofuleux (voy. Maladies de la peau) que les affections primaires se manifestent le plus souvent à la tête et c'est aussi chez eux que l'engorgement et l'altération des glandes atteignent le plus haut degré en raison directe de la nature aqueuse du sang et de sa pauvreté en sel. Des influences débilitantes de la nature la plus simple, un accouchement par exemple, agissent déjà de la même manière que cette constitution anormale du sang, et l'on voit sous leur influence la maladie prendre un degré d'intensité peu ordinaire. Dans le traitement des glandes, il s'agit donc, comme dans les maladies cutanées, de diriger la médication de manière à obtenir la métamorphose régressive des glandes engorgées et surtout une amélioration fondamentale de l'hématose et par là de la constitution, mais non se proposer d'éliminer de l'organisme une matière spécifique quelconque.

La formation *d'engorgements noueux dans la glande mammaire des femmes* ne le cède pas à celle des ganglions lymphatiques. Pendant l'allaitement, une certaine quantité de matière purulente provenant des petites lésions des mamelons, enflamme comme on sait quelques lobes glandulaires.

Il n'est pas sans intérêt de suivre l'influence d'une cure d'eau de Wiesbade sur les engorgements des glandes. Des observations faites à diverses phases de leur développement on peut tirer d'abord ce principe : un degré d'irritation inflammatoire assez prononcé contre indique absolument l'application de l'eau minérale, tandis qu'une irritation modérée peut en favoriser plutôt l'influence salutaire. Des tumeurs indolentes anciennes, cicatrisées, ne subissent aucune modification.

Quand l'irritation inflammatoire avec ou sans abcès a cessé au moment de la cure, la suppuration, si elle existe encore, tarit la première. Les trajets fistuleux s'obstruent. Une intumescence glandulaire sans suppuration cède plus vite à la métamorphose régressive qui s'accomplit sous l'influence de l'eau. Cette métamorphose se manifeste sans aucun doute d'abord dans la substance transsudée, qui avait uni en une seule masse plusieurs glandes isolées voisines que le toucher aux jours de la santé ne pouvait percevoir. Cette masse se décompose en plusieurs petites tumeurs oblongues dont le volume diminue graduellement jusqu'à ce qu'elles échappent à la palpation. Une fois la glande revenue à son volume normal, il n'y a plus de récidive à craindre; tandis qu'aussi longtemps qu'il y a dans le corps glandulaire un reste d'exsudat, le moindre refroidissement suffit pour amener une rechute.

Dans l'âge tendre qui fournit le plus grand nombre de cas, la cure doit encore avoir pour résultat de redonner un nouvel élan au développement physique, car le rétablissement ne peut être considéré comme complet que lorsque ce dernier résultat a été obtenu.

La période que l'on peut regarder comme la plus opportune pour une cure contre l'engorgement des glandes mammaires, sont les premières semaines après la disparition de l'inflammation; cependant, une cure n'est guère possible alors qu'au moyen de l'eau minérale transportée à domicile. Aussi ne devrait-on pas négliger d'en faire une à la station thermale même dans la saison suivante, pour prévenir le retour d'inflammations analogues dans les couches qui peuvent survenir plus tard. Une fois que ces engorgements sont indurés, on aurait aussi à craindre une dégénerescence dans la vieillesse.

Dans les 3 semaines que l'on consacre d'habitude à la cure, on atteindra bien la réduction des engorgements glandulaires légers, mais la plupart des cas exigent un traitement de plus longue durée, surtout si l'on a égard au développement physique défectueux qui est toujours à la base de l'état. Des cures réitérées sont même souvent nécessaires.

L'usage interne de l'eau demeure la partie capitale du traitement; les bains néanmoins, méthodiquement administrés, sont un puissant adjuvant.

Maladies des Os et des Articulations.

Il n'est ici question que des affections chroniques simples, les maladies rhumatismales et goutteuses trouveront leur place ailleurs.

Il nous arrive à Wiesbade beaucoup de personnes qui ont souffert des *fractures ou des luxations.* Une production excessive du callus, une irritation persistante dans les parties fracturées, forment l'objet du traitement. L'affection secondaire connue sous le nom *d'ankylose d'inactivité* (Volkmann), est ordinairement plus gênante que la fracture elle-même. En raison de sa tendance à passer à l'état d'ankylose proprement dite, il est bon d'avoir recours à une cure le plus tôt possible. Après les luxations, c'est aussi l'élimination des dépôts produits par l'inflammation dans les articulations affectées qu'il s'agit de favoriser.

La dernière guerre nous a envoyé un fort contingent de *blessures à la période de cicatrisation.* L'antique renommée que Wiesbade s'était déjà acquise pendant ce siècle par son efficacité toute spéciale dans les blessures d'armes à feu, a malheureusement eu l'occasion de se justifier de nouveau. De simples lésions de la peau furent moins nombreuses, particulièrement des blessures où les parties osseuses correspondantes avaient souffert des contusions, avaient été entamées ou fracturées. Il s'agissait surtout de tarir une suppuration lente, de dissoudre des tuméfactions autour des foyers d'inflammation et de mettre un terme à la périostite chronique.

Si les accidents de cette nature appartiennent, dans les temps ordinaires, aux raretés, chaque été nous amène des cas *d'inflammation chronique du périoste, des articulations, de la partie spongieuse des os, avec ou sans suppuration (carie)*. L'idée d'une affection rhumatismale est souvent, il est vrai, la raison pour laquelle les malades sont envoyés à la station thermale, quoique l'existence de l'inflammation chronique dût suffire pour déterminer la nature de la maladie. Ces affections, en tout état de choses, trouvent leur plus actif médicament dans les eaux salines.

Les organes affectés sont, quant aux diaphyses, essentiellement le tibia et le radius, et le plus souvent, la maladie est déjà arrivée à la carie déclarée: dans le domaine des articulations, c'est celle du genou, puis celle de la hanche, qui sont surtout affectées, plus rarement celle de la main. Sous la forme de tumeur blanche, il ne s'agit pas, dans l'inflammation du genou, si fréquemment de l'articulation même que de l'épaississement des parties molles environnantes (Volkmann). La maladie dans ces cas est souvent arrivée à la carie avec fistules.

Il se présente en outre des cas de dégénérescence tuberculeuse des épiphyses du genou avec phthisie pulmonaire concomitante: il faut signaler encore, quand ce ne serait qu'à titre de complications dans les affections inflammatoires du genou, les maladies chroniques des reins.

La nature de la maladie est déjà contenue dans sa dénomination, autant du moins qu'on la connaît. On parle aussi dans beaucoup de cas d'une affection scrofuleuse. Nous avons déjà démontré, au sujet des affections de la peau et des glandes, comment il faut entendre cela. Dans une constitution affaiblie, les phénomènes inflammatoires — et c'est là l'important — dépassent très facilement les limites ordinaires; il en résulte une prolifération des noyaux et des cellules incomplètes, de la suppuration et de la dégénérescence graisseuse. Dans un corps tout à fait sain, l'exsudation peut aussi, à la vérité, devenir excessive par des influences délétères locales, des esquilles d'os par exemple. Si les symptômes inflammatoires sont fortement accusés, il est nécessaire, dans ces affections encore plus qu'ailleurs, d'agir avec une grande prudence quant à l'application des eaux de Wiesbade, car, dans les articulations, à cause de leur structure, le moindre accroissement de l'enflure peut porter la douleur à un degré insupportable.

Si dans les affections des os et des articulations il s'est établi en même temps de la suppuration et des trajets fistuleux, c'est au bain que revient la plus grande part de la guérison. L'eau agit alors directement sur les plaies: non seulement elle les déterge, mais elle modifie profondément le caractère de la suppuration: de sanieuse et sanguinolente qu'elle était, celle-ci s'améliore et se change en une suppuration de bonne nature. S'il n'existe aucun obstacle local qui doive être enlevé, comme un fragment d'os par exemple, cette suppuration ne tarde pas à diminuer d'une manière frappante, et la lésion se cicatrise. L'épaississement des os et des jointures qui existe encore après la cessation de la suppuration, exige pour disparaître un temps plus long, et le travail réparateur prend dès lors une marche moins rapide. Bien que dans ce cas les bains soient encore de précieux auxiliaires, le rôle principal appartient alors à l'application interne, à l'eau en boisson, car à elle seule, elle pourrait déjà amener une guérison complète.

On peut constater que les affections simples des articulations du genou s'améliorent ainsi en peu de temps, quelques semaines tout au plus. L'inflammation et la suppuration des os du tarse exigent plus de temps; quant aux affections des diaphyses des os, ce sont celles qui se montrent les plus opiniâtres.

Une cure d'eau de Wiesbade est tout particulièrement appropriée aux enfants atteints de maladies des os et des articulations : cette cure ne les fatigue jamais, il n'éprouvent pendant le traitement aucun accident et leur développement reprend sa marche normale.

La suppuration des articulations survient-elle, au contraire, chez les jeunes filles à l'époque de puberté, cette complication paraît exercer une influence profondément perturbatrice, du moins l'affection locale revêt toujours un caractère d'irritabilité bien plus accusé. De même l'apparition des menstrues dans les affections aiguës, n'agit jamais d'une manière calmante, elle contribue même le plus souvent à leur donner un caractère défavorable.

Après des fractures ou des luxations, le succès se mesure sur les modifications de la lésion, comme sur les altérations secondaires des articulations voisines. Jusqu'à quel degré la fracture ou la luxation est-elle guérie? complétement ou avec quelque déformation? Dans le dernier cas, les choses s'égalisent quelque fois d'une manière surprenante, c'est ce qu'on peut voir dans les fractures des os du carpe, lesquelles ne guérissent en général qu'incomplétement.

Des formations excessives de callus cèdent le plus rapidement sous l'influence d'une cure faite bientôt après la consolidation de la fracture. On n'a jamais remarqué que l'eau minérale ait nui d'une manière quelconque à cette consolidation.

Quant à l'amélioration et à la guérison des affections secondaires des articulations voisines, suites d'une immobilité prolongée, c'est une question de temps. Une extrême difficulté de mouvement aussi longtemps que l'ankylose n'est pas complète, disparaît ordinairement dans l'espace de 15 jours à 3 semaines. Il n'y a que le résultat de la cure qui puisse décider si l'ankylose est décidément incurable. Des exercices gymnastiques peuvent être d'un grand secours.

Une affection articulaire simple compliquée de phthisie pulmonaire et de maladie des reins ne constitue nullement une contre-indication pour l'emploi des eaux de Wiesbade. Il en est autrement s'il s'agit d'une tuberculose aiguë des poumons et des articulations. Dans ce cas l'espérance serait vaine. On a souvent d'ailleurs à combattre des diarrhées opiniâtres.

Le ralentissement des phénomènes vitaux dans les tissus solides des os et dans les articulations enraidies, ne permet pas que ces parties subissent des modifications rapides pendant la cure. Aussi la durée de celle-ci est-elle toujours plus considérable que dans les affections d'organes d'une structure différente. S'il s'agit des parties molles des articulations ou d'une maladie peu grave, un séjour de quelques semaines à la station thermale suffit pour amener la guérison.

Rhumatisme chronique.

Rhumatisme chronique et eaux de Wiesbade sont devenus, avec le temps, pour les médecins comme pour les gens du monde, des idées inséparables. Cette conviction, comme nous l'avons déjà fait remarquer, a donné lieu d'adresser à nos eaux non-seulement les rhumatisants, mais encore toutes les personnes atteintes d'affections douloureuses, parce que les douleurs dans les deux classes, se ressemblent sous plusieurs rapports.

Aussi les rhumatismes chroniques et les névralgies nous fournissent-ils, pendant les mois d'été, le plus fort contingent de malades.

Causes. Partant de l'idée que le rhumatisme provient d'une transpiration cutanée brusquement supprimée par l'impression du froid, l'on en vint à conclure que l'affection articulaire reposait sur une hématose vicieuse. Or dans beaucoup de cas et de fort graves, la maladie éclate après une légère impression de froid. Puis, quand la transpiration aqueuse est interrompue, car il est impossible que la sueur qui couvre la peau puisse rebrousser chemin, cela n'a lieu que pour quelques instants, et elle ne tarde pas à reprendre son cours. D'ailleurs les reins éliminent une quantité comparativement bien plus élevée de semblables substances, et peuvent continuer à le faire pendant cette interruption momentanée. Les sueurs même les plus abondantes, ne demeurent-elles sans effet dans la plupart des cas, si une maladie quelconque se déclare à l'occasion d'un refroidissement? L'affection locale, essentiellement inflammatoire, qui s'est développée et qui constitue en définitive l'affection rhumatismale, doit accomplir son évolution comme tous les phénomènes organiques.

Cette idée d'une transpiration cutanée brusquement arrêtée comme cause première du rhumatisme, fut jadis poussée jusqu'à ses dernières conséquences. Peut être la présence d'une odeur acide, odeur qui se manifeste souvent dans la période aiguë, fut-elle le point de départ pour la conclusion d'un acide organique spécial. Quoiqu'on n'eût pas attendu d'avoir examiné si la sueur acide n'est particulière qu'au rhumatisme, et qu'on eût laissé passer inaperçu le fait que l'intensité aussi bien que la nature de l'odeur en question est toujours en relation directe avec l'état de propreté de la peau, Simon prétendit avoir trouvé de l'acide acétique en abondance dans la sueur des rhumatisants. Schottin qui fit des recherches dans le même sens constata péremptoirement que cet acide, ainsi que d'autres de même nature, se trouve toujours dans la transpiration provenant d'un corps parfaitement sain.

L'hypothèse de Prout est encore plus ancienne: il admettait dans l'organisme des individus atteints d'affections rhumatismales, la présence de l'acide lactique dont l'action est assez énergique. Toutes les expériences tentées jusqu'à présent pour appuyer cette supposition sur des faits ont échoué. La synovie, de même que la salive chez les rhumatisants, présente exceptionnellement une légère réaction acide; toutes deux sont alcalines comme dans l'état de santé (Charcot). Davies en traitant le rhumatisme articulaire par vésicatoires, a trouvé le sérum sécrété alcalin et sans acide lactique; H. Day a confirmé cette assertion. Dans les expériences concluantes de Möller et de Rauch, l'application artificielle de l'acide lactique n'a jamais réussi à provoquer une affection locale qui pût être mise en parallèle avec l'affection rhumatismale. Ce fait annule les affirmations contraires de Richardson; Inman, de son côté, et se fondant sur de semblables essais, nie la formation de l'acide lactique dans le rhumatisme.

Cette hypothèse, si longtemps caressée avec amour, d'une diathèse rhumatismale, de laquelle dériverait l'affection locale qui pourrait expliquer le mieux la mobilité des douleurs dans le rhumatisme articulaire, cette hypothèse ne pouvant se soutenir, il faut donc chercher ailleurs l'explication des symptômes pathologiques. Heureusement il est une solution plus simple, parfaitement en harmonie avec tout l'ensemble des phénomènes, et loin d'être au désavantage des rhumatisants.

Aucun caractère anatomique ne distingue le rhumatisme articulaire de l'inflammation des jointures provoquée par une lésion mécanique. Les affections articulaires après l'immobilité prolongée d'un membre par suite d'une fracture, s'écartent déjà du rhumatisme articulaire dans les altérations locales, mais encore plus les inflammations scrofuleuses ou celles qui sont reliées à une diathèse syphilitique, abstraction faite de la goutte. Charcot a attiré l'attention d'une façon toute particulière sur cette circonstance. Dans les derniers temps Ollivier et Ranvier ont encore pleinement confirmé par un exact examen microscopique de cas récents, que le rhumatisme consiste en une irritation inflammatoire ordinaire des articulations.

Ce n'est que la structure anatomique et la fonction qui en dépend, qui communiquent à l'inflammation des articulations quelque caractère particulier en tant que la première diffère de celle d'autres organes. Par cette raison l'exsudat, produit de l'irritation, correspond à la constitution de la synovie, sa nature est la même, seulement la quantité est plus considérable. Aussi la suppuration ne survient-elle qu'exceptionellement comme dans les inflammations parenchymateuses avec participation d'un tissu cellulaire abondant. Le contenu des organes accessoires de l'articulation des bourses muqueuses quand elles sont enflammées, ressemble également à celui de l'état normal.

Dans les cas ordinaires, cette sécrétion ne dépasse pas certaines limites. elle atteint cependant dans les articulations, comme dans les bourses muqueuses et à cause de circonstances particulières, un assez haut degré. Une forte irritation locale, une marche lente de la maladie, de fréquentes récidives, l'épuisement de la constitution, une faiblesse nerveuse prononcée, telles sont les causes principales. Sous leur influence la sécrétion augmente.

Un épanchement aqueux peu abondant, peut naturellement disparaître avec rapidité. Même s'il est considérable, après la résorption de la partie fluide, la transformation du résidu solide, c'est-à-dire, sa liquéfaction par une décomposition graisseuse et sa résorption, n'offrent plus de sérieuses difficultés. Il ressort au moins de ces faits combien est facile un changement entre les articulations affectées.

Le refroidissement est pour les affections rhumatismales la dernière occasion de se manifester, mais c'est ce qui a lieu aussi pour beaucoup d'autres maladies. Le rhumatisme n'est donc nullement *la maladie spécifique produite par le froid.* Bien loin de pouvoir, à lui seul, provoquer la lésion locale, c'est à peine si un froid excessif peut occasionner une irritation inflammatoire limitée. Il doit y avoir plutôt des points prédisposés, déjà malades pour ainsi dire, d'autant plus qu'une légère différence de température comme nous l'avons vu auparavant, amène souvent des rhumatismes opiniâtres.

En se basant sur l'observation, on peut distinguer dans les états morbides suivants, des prédispositions aux affections rhumatismales des articulations.

Des articulations déjà déformées sont souvent le siége du rhumatisme, ainsi les pieds plats, les altérations des articulations après des fractures et d'autres causes. Dans ce sens le gros orteil reçoit avec le temps, par la forme défectueuse de la chaussure, une sorte de subluxation de la première articulation. L'inflammation chronique, qui dans ces cas se développe déjà aux jours de la santé par suite des mouvements nécessaires (voyez la goutte), n'a qu'à s'aggraver par un refroidissement pour dégénérer en affection rhumatismale.

Les articulations les plus exposées à la fatigue sont celles qui s'affectent le plus facilement. L'emploi journalier, une pression fréquente de longue durée, provoquent aussi une irritation chronique qui devient le point de départ de la maladie. Relativement aux gros orteils, nous avons mentionné une affection de ce genre provenant de la marche et de la station. Les personnes pesantes qui marchent beaucoup ou sont longtemps debout, sont remarquablement prédisposées à l'inflammation chronique des orteils. Nous examinerons plus tard la nature rhumatismale de celle-ci et la confusion presque ordinaire avec la podagre, infiniment plus rare. Si les doigts sont particulièrement en activité, comme dans les ouvrages de main, le piano, et autres occupations des dames, les articulations des doigts et des mains sont les plus affectées.

Il est une autre circonstance fort importante qui est souvent passée sous silence dans l'histoire de l'origine du rhumatisme, c'est une *influence nerveuse morbide.* L'importance de ce point dans le développement de certaines maladies, celles de la peau par exemple, est généralement reconnue. Charcot, et après lui, Ball, ont récemment constaté une affection toute particulière des épiphyses de certaines articulations en rapport avec des symptômes du tabes et d'une affection cérébrale qui se rattache à notre sujet. L'influence du système nerveux, altéré dans son activité fonctionnelle, est encore plus marquée dans le développement et le caractère de l'affection articulaire chronique, dite arthritis deformans, qui se rapproche si étroitement du rhumatisme quant aux symptômes locaux.

Certes des troubles nerveux aussi profonds que ceux qui se rencontrent dans ces groupes nosologiques, ne se montrent pas dans le rhumatisme articulaire chronique ordinaire, néanmoins il est beaucoup de cas dont les symptômes caractéristiques accusent évidemment des troubles dans l'innervation, dans le sens d'une faiblesse nerveuse. A l'état peu avancé de la maladie de l'organe central correspond aussi, dans les cas de cette nature, une déformation moins prononcée des articulations. D'autres symptômes prouvent en outre que des excès vénériens sont ordinairement à la base de l'ébranlement du système nerveux. Nous reprendrons plus loin ce sujet en parlant des symptômes de la maladie.

Dans la classe de ces rhumatismes on range très justement le *rhumatisme gonorrhoïque* jusqu'ici tant discuté (voir la 2e édition allemande de ce travail — 1862). Le caractère de la maladie est tout à fait le même. Dans les cas où la gonorrhée est presque une chose d'habitude, les causes affaiblissantes de toute espèce ne sauraient manquer. Les affections des voies urinaires ou leur irritation momentanée produite par certains médicaments n'a une funeste influence sur le système nerveux que par effet réflexe.

Abstraction faite de tous les cas d'observation qui peuvent être ramenés aux causes précédentes, il reste encore un nombre de cas considérables de rhumatisme articulaire, dont l'origine ne peut s'expliquer que par *une altération, un affaiblissement de la constitution* d'où est résultée une perturbation dans la nutrition des articulations. D'après leur nature spéciale, celles-ci sont soumises par les fonctions continuelles qu'elles doivent accomplir, à une irritation plus forte que toutes les parties molles. Les membres inférieurs et les mains, en raison même de leur plus grande activité relative, sont par conséquent les plus fréquemment affectés.

Or la constitution peut être débilitée aussi bien par un développement irrégulier et incomplet dans l'enfance, que plus tard, lorsque cesse le flux menstruel. Le même résultat, c'est-à-dire, un trouble profond dans l'organisme tout entier, peut être la conséquence des couches, de l'allaitement, des affections utérines accompagnées de troubles nerveux, d'efforts corporels ou intellectuels excessifs, d'émotions pénibles, de maladies débilitantes telles que les affections chroniques de l'estomac et des intestins, la phthisie pulmonaire, les maladies des reins, etc. Dans ces circonstances, l'opiniâtreté du mal est tout à fait facile à comprendre, car la constitution ne peut se fortifier, se refaire pour ainsi dire, que lentement.

Cette idée, exposée déjà dans les précédentes éditions allemandes de cet opuscule, que des influences débilitantes quelconques prédisposent au affections rhumatismales, est partagée du reste par nombre d'hommes compétents en matière médicale. Garrod affirme que le rhumatisme affecte essentiellement les individus »of enfeebled powers« ou comme il le dit ailleurs, »the weak.« Charcot constate le même fait chez

»les individus vivant dans la misère« donc, chez les personnes épuisées.

Plus les influences pernicieuses précitées (nutrition vicieuse, faiblesse nerveuse, fatigue excessive de certains membres), agissent simultanément sur l'organisme, plus le rhumatisme aura de chance pour se développer facilement.

S'il existe ainsi un point présentant un moindre degré de résistance (locus minoris resistentiae), ou dans le fait, *un point déjà légèrement affecté*, il suffit de la moindre circonstance pour transformer l'irritation préexistante en inflammation réelle. En raison de la disposition de beaucoup d'articulations, une nouvelle cause fortuite pendant le cours de la maladie, le fait par exemple qu'une partie du corps reste découverte pendant la nuit, est capable d'augmenter l'irritation d'une articulation autre que celle qui est affectée.

L'inflammation de celle-ci ne tarde pas à diminuer encore. Le même fait se présente dans d'autres affections: il n'est donc pas nécessaire d'avoir recours à l'hypothèse de l'existence d'un virus quelconque, d'une altération spécifique du sang, etc., pour expliquer les changements de place si fréquents dans le rhumatisme articulaire; d'ailleurs le transport de ce virus morbide, en admettant qu'il existât, serait loin d'être aussi facile.

D'après ce que nous venons de voir sur l'origine du rhumatisme, il résulte que la *coopération du froid* n'est sensible que lorsque celui-ci agit sur un point déjà prédisposé par une cause quelconque. Aussi est-il très rare que les malades que nous avons à traiter ici se plaignent de forts refroidissements. Si Charcot en a rencontré davantage, peut-être cela provient-il de ce que ses observations sont plus essentiellement fondées sur sa clinique des hôpitaux, car il cite l'influence des demeures humides, influence qui joue pourtant un rôle peu important chez le public qui fréquente nos bains.

En face de l'action passagère du froid, on ne pouvait jadis expliquer la propagation des altérations articulaires, de même que la durée de la maladie, autrement que par l'hypothèse si souvent répétée d'une affection rhumatismale du sang, tandis que toutes les autres maladies qui sont produites par le froid, prennent visiblement leur origine dans des états morbides locaux préexistants. L'alvéole dentaire affecté par suite d'une dent malade, devient volontiers le siége d'une nouvelle douleur odontalgique; la muqueuse gutturale, irritée par de fréquents mouvements, par la fumée du tabac, par une dégénerescence des amygdales, est prédisposée aux inflammations. Les individus affectés de polypes dans le nez sont particulièrement sujets au coryza. L'inflammation des poumons récidive volontiers chez les mêmes individus et se développe fréquemment chez ceux qui sont inclinés à des attaques de pneumonie chronique (phthisie pulmonaire) et de bronchite catarrhale. On pourrait multiplier les exemples de ce que la science désigne sous le nom général de »causes morbides internes«: fort souvent, la base de ces états est inflammatoire.

Cependant le mode d'action du froid, dans ces diverses circonstances, est encore le point qui reste à éclaircir. Dans les catharres, il est vrai, une basse température peut agir directement sur les organes respiratoires, mais il est difficile de dire, si dans ce cas un agent intermédiaire n'est pas nécessaire pour provoquer l'affection. C'est au moins le mode d'action que le rhumatisme nous oblige d'admettre pour expliquer comment il peut tirer son origine d'un refroidissement.

A ce point de vue, il est permis de considérer le système nerveux comme cet agent intermédiaire qui transmet l'impression du froid aux articulations déjà préalablement irritables, ou plutôt malades, en exaspérant jusqu'à l'inflammation l'irritation latente. Aussi n'est-il pas rare qu'un léger degré de froid, un faible courant d'air, puisse devenir l'occasion de désordres considérables. Ainsi qu'un verre d'eau froide, pris dans un moment où le corps est échauffé, peut provoquer rapidement une transpiration abondante (bien que le passage de l'eau dans le sang et son arrivée à la peau ne soient pas admissibles dans un espace de temps aussi court), les nerfs cutanés, soumis à l'influence du froid, deviennent, dans le sens inverse, les agents d'une sécrétion aqueuse excessive, dans les cavités glénoïdales accoutumées à la sécrétion de l'humeur articulaire. Dès ce moment l'inflammation articulaire que nous nommons rhumatisme se développe, et revêt le caractère et la marche que lui impriment les dispositions individuelles.

Symptômes. Nous basant sur un grand nombre de cas de rhumatisme articulaire chronique que nous avons eu l'occasion d'étudier directement, nous allons examiner d'un peu plus près ce que les symptômes de cette affection présentent de plus important.

La division *en rhumatisme affectant une ou plusieurs articulations,* ne peut s'appliquer qu'à un petit nombre de cas, d'ail eurs elle n'a aucune valeur pratiquement parlant. Quand la maladie ne se rattachait pas à son origine, et par des causes locales à un membre isolé, au gros orteil par exemple, du moins l'affection d'autres articulations, ne fût-ce que d'une manière passagère (un rhumatisme nerveux, un lumbago, une sciatique des douleurs rhumatismales générales) avait toujours précédé le rhumatisme borné, au moment de la cure, à une jointure unique; puis, plus tard, et sous l'influence de causes spéciales, l'inflammation s'était fixée dans une seule articulation.

Inflammation du gros orteil et podagre, ne sont nullement identiques. Que la première existe seule depuis des années ou qu'elle ne soit qu'un membre, une partie d'une affection polyarticulaire, il s'agit très rarement de la goutte. Comme Charcot, qui a trouvé dans tous les cas de cette nature le sang exempt d'acide urique, nous avons constaté pendant le traitement des affections du gros orteil, l'absence de cet acide dans le sang (voir plus loin). Ne serait-il pas extrêmement étonnant que l'articulation du gros orteil, si fréquemment altérée dans sa structure, demeurât à l'abri des affections rhumatismales? Jadis, lorsque les deux maladies étaient strictement séparées, et que l'orteil était reconnu comme le siége favori de la goutte, chaque affection de ce membre était prise pour la goutte. De quel droit? L'erreur reposait probablement sur la supposition que l'accès de goutte se termine dans un temps limité précis. Or c'est le mode de toute affection isolée de l'orteil, si le malade se comporte avec précaution, et dans ce cas la violence de la douleur ne le contraint pas seulement au repos et à la diète, mais l'idée d'avoir à faire à la goutte retient aussi le médecin de recourir à une médication énergique.

Le degré et l'étendue des altérations, ainsi que le nombre des articulations affectées, varie beaucoup dans le rhumatisme chronique. Bien qu'à Wiesbade nous n'ayons guère à nous occuper que des formes opiniâtres et anciennes, dans les cas de cette nature, l'étendue de la maladie est ordinairement assez limitée. L'articulation des pieds, des genoux et des mains, ainsi que celle de quelques doigts sont le plus souvent affectées simultanément. Les coudes et les épaules le sont plus rarement: très souvent aussi la hanche est épargnée. On trouve beaucoup plutôt la colonne vertébrale, les côtes et l'articulation des mâchoires atteintes dans l'arthritis deformans, que dans le rhumatisme simple.

Examinons maintenant quels caractères particuliers certaines causes impriment au rhumatisme articulaire. Sous *l'influence décisive d'une faiblesse nerveuse,* cette maladie est généralement vague et affecte plusieurs articulations, bien que le membre inférieur et les genoux paraissent en être le siége le plus ordinaire. Les douleurs les plus angoissantes apparaissent même lorsque le rhumatisme a envahi le genou. Une marche lente, assez souvent dès le début de la maladie, sans symptômes d'inflammation intense, caractérise des cas de cette nature. Des douleurs nerveuses, très fréquemment le lumbago, précèdent le rhumatisme articulaire et l'accompagnent d'ordinaire comme autant de vagues symptômes névralgiques.

Quant aux douleurs, on constate souvent une indolence remarquable en particulier dans le rhumatisme gonorrhoïque. Cependant, d'autres affections articulaires, reliées évidemment à une faiblesse et à une irritabilité particulière des nerfs, montrent au contraire une sensibilité très prononcée, laquelle n'est nullement en proportion ni avec la lésion locale, ni avec le peu ou même l'absence de sensibilité de la partie affectée lorsqu'elle est soumise à une pression immédiate quelconque. Le malade, par exemple, étant couché, n'éprouve aucune douleur dans l'articulation: lui, comme le médecin peut faire mouvoir le membre sans exciter la moindre sensation pénible. Le malade est-il debout, ou descend-il les degrés d'un escalier, l'action des muscles irrite les nerfs et des douleurs aiguës se font aussitôt sentir. Les »articulations irritables« des Anglais appartiennent à cette catégorie. Ces formes ressemblent complétement par leur opiniâtreté au rhumatisme gonorrhoïque. Leur intermittence est remarquable; elles récidivent très facilement, et parfois elles reparaissent à des intervalles très éloignés. A la suite d'excès vénériens les douleurs s'exacerbent sans aucune influence ultérieure. En un mot, la participation toute spéciale d'un état morbide des nerfs est évidente dans toute la marche de cette maladie.

Des influences débilitantes générales ont-elles amené la déperdition des forces par suite d'une nutrition viciée, on a alors affaire aux maladies articulaires les plus répandues et les plus opiniâtres. L'absence des modifications caractéristiques qui distinguent l'arthritis deformans, sépare nettement dans ce cas le rhumatisme de cette affection. S'il n'existe pas de déformation incurable, une dégénérescence parvenue même à un haut degré est ici, contrairement à ce qui a lieu dans l'arthritis deformans, d'un pronostic favorable.

De cette classe il n'y a que les *affections articulaires* soumises à une influence provenant de maladies des reins avancées, qui doivent être mentionnées ici en raison de leur forme spéciale. L'hydropisie prochaine se manifeste déjà par une enflure diffuse des articulations affectées. Lorsque les malades sont hors du lit, les doigts et les poignets enflent. Dans l'arthritis deformans au contraire, les dernières phalanges s'amincissent; dans le rhumatisme chronique ordinaire, elles ne subissent aucune modification.

Il semblerait qu'on ne dût voir à Wiesbade que des rhumatismes chroniques indolents, sans aucune tendance à un travail rétrograde avantageux: il n'en est rien; quelques malades arrivent ici non point seulement avec un reste d'excitation, mais dans un *état d'agitation fébrile très prononcé.*

Plusieurs *affections des genoux* — plus rarement celles des poignets — sont caractérisées par un certain *craquement* pendant le mouvement du membre. La dégénération dans ce cas, quoique ancienne, peut être médiocre. Quand elle est considérable, l'épaississement de la synovie paraît provenir d'une modification spéciale, vraisemblablement de l'état morbide des cartilages.

Les parties molles, ordinairement, sont aussi plus ou moins compromises dans les inflammations articulaires, surtout les *bourses muqueuses*. Celle qui est au-dessus de la rotule et qui est le plus fréquemment atteinte, acquiert souvent un volume énorme. Celle qui est située au-dessous, reste beaucoup plus petite. Dans le jarret il arrive par exception seulement que la bourse s'enflamme, mais, dans ce cas, elle peut atteindre le volume d'un oeuf de poule. La bourse muqueuse qui se trouve au-dessus du pied, en avant de la malléole est d'une importance secondaire et souvent sans relation avec le rhumatisme. Sur le dos de la main et au coude, les bourses muqueuses sont parfois aussi attaquées simultanément pendant le rhumatisme, tandis que l'on ne peut rien constater de ce genre dans les autres articulations.

Le rhumatisme articulaire ne consiste parfois que dans l'altération des parties molles, particulièrement de la bourse muqueuse. Dans ces cas les accidents bien déterminés manquent du côté de l'articulation, par exemple, dans l'essai de la pression, etc. Le gonflement des bourses attaquées ne fait généralement que gêner les mouvements du membre; il est rare qu'il y ait inflammation, cependant l'enflure de la bourse du jarret est parfois très douloureuse.

Résultat de la cure de Wiesbade. Les restes d'inflammations antérieures ne doivent pas être négligés. Dans les cas où une chaleur vive de la peau accompagne de fortes douleurs, où le sommeil est troublé par une agitation fébrile, les bains sont nuisibles et l'eau prise à l'intérieur ne peut être d'aucune utilité. Alors on ne fait que perdre du temps, de même que si dans le courant de la cure, une exacerbation accidentelle est survenue.

L'emploi de l'eau de Wiesbade ne peut rationnellement s'appuyer que sur deux points: *l'affection articulaire et l'état particulier de la constitution qui prédispose au rhumatisme.* Sans cette dernière considération, on court risque de retomber dans l'ancien préjugé qui admet l'existence d'une dyskrasie rhumatismale et s'imagine atteindre à la guérison par un traitement énergique. La cure échoue-t-elle, surtout dans les cas où des influences débilitantes sont en jeu, le malade seul en porte la peine. *Là seulement ou le deuxième principe est le fil conducteur, on est sûr d'éviter les méprises.*

Faiblesse nerveuse, troubles menstruels, catarrhe intestinal, affections pulmonaires, inflammation des reins, etc., tous ces états exigent sous ce rapport la plus grande attention. Au début de la cure de bains, cependant, il ne faut pas mépriser l'antique maxime: „Ce qui est utile est nuisible.“ L'exacerbation des douleurs après le bain est généralement un indice de faiblesse nerveuse, et exige une grande modération afin de laisser à l'organisme plus de marge pour se remonter. Rien en effet ne peut concourir avec plus de succès à la guérisson des rhumatismes chroniques que les soins consacrés au rétablissement des forces. Pour les individus atteints d'un affaiblissement nerveux, aussi bien que pour l'époque de puberté et la ménopause, cette considération est de la dernière nécessité.

Comme premier symptôme de l'efficacité de l'eau de Wiesbade, c'est que les douleurs diminuent; l'amélioration devient plus évidente à mesure que l'enflure locale disparaît. La mobilité et surtout la flexion des jointures gagne peu à peu en étendue et se fait avec moins de douleur. A côté de ces signes favorables, se rangent les symptômes du rétablissement de la santé: teint meilleur, sommeil paisible et digestion plus complète.

Le degré d'irritation décide s'il est nécessaire de mouvoir le membre malade; le mouvement n'est ordinairement utile que dans le courant de la cure et non pas dès le début.

L'engorgement des bourses muqueuses de date récente, cède généralement sans difficulté; dans des cas très anciens de cette nature, on éprouve quelquefois par contre une résistance opiniâtre, quoique l'affection paraisse bien plus simple que celle de la cavité glénoïdale même. La petite bourse muqueuse au-dessous de la malléole externe, brave la cure et tous ses moyens.

Les articulations dans lesquelles un craquement se fait entendre, ne présentent pas moins de résistance à l'action des eaux de Wiesbade. Si les douches sont des adjuvants puissants quand il s'agit de résoudre des dépôts indolents, elles n'inspirent cependant pas de confiance dans ces cas-ci. La résultat de la cure correspond donc ainsi à la distinction des circonstances particulières qui ont présidé au développement de la maladie.

Quant à la marche générale du rétablissement, on commence par apercevoir d'abord de vagues et légers symptômes d'amélioration; quelque temps après, ils se manifestent d'une manière plus précise et plus rapide que dans les premières semaines, et se comportent, à la lettre, dans le sens d'une progression géométrique. Plus la cure est faite avec persévérance, plus l'espérance d'un complet rétablissement est assurée. Une répétition après une cure incomplète, dans la même année, ne se peut soutenir scientifiquement parlant en face de l'expérience, encore moins le renvoi de la cure à l'année suivante, car les altérations locales ne demeurent pas stationnaires.

Les articulations atteintes en dernier lieu guérissent les premières: les pieds plus facilement que les mains, les parties molles plus vite que les parties osseuses, des bourses muqueuses de grande dimension plus vite que des altérations articulaires médiocres, comme on l'a dit plus haut.

L'heureuse issue de la cure est toujours en raison directe du rétablissement de la constitution et de l'accroissemeut des forces.

Une cure faite en temps opportun après la période aiguë de la maladie, est toujours un garant pour la guérison des altérations locales de moindre intensité et pour le complet rétablissement du malade. Des cas anciens, même si les altérations des articulations persistent encore en de certaines limites; si la constitution a été ébranlée par divers accidents, des douleurs, des insomnies, un manque d'exercice, des cas de cette nature disons-nous, exigent un temps plus long que la durée ordinaire d'une cure. Une déformation véritable résiste souvent comme cela se comprend, et le résultat seul décide de la possibilité et de l'étendue de l'amélioration.

Le convalescent ne peut être sûr de n'avoir pas de rechute à craindre que lorsque toute trace de la maladie aura entièrement disparu et que ses forces seront revenues. A cet égard, la nécessité d'une cure radicale est fondée sur la nature même de la maladie.

Il résulte de l'ensemble de ces faits que, quelles que soient les nouvelles preuves que chaque année apporte de l'efficacité des eaux de Wiesbade, cette efficacité ne repose en aucune manière sur une propriété mystérieuse de ces eaux. Après leur assimilation dans l'organisme, comme pour toutes les eaux minérales, aucun miracle ne s'accomplit. Pourvu que l'application en soit faite d'une manière rationnelle et logique, reposant sur une connaissance exacte de la nature de la maladie, les phénomènes mécaniques et physiques qui en resultent, suivent leur marche normale, et amènent, dans les limites du possible, la guérison des altérations locales que l'on s'était proposée pour but.

Arthritis deformans (Rhumatisme articulaire noueux).

Jadis, à cause de la gravité des altérations des articulations et des douleurs souvent violentes, l'arthritis deformans était attribuée à la goutte; elle fut d'abord dépouillée de ce caractère par des médecins anglais, et enfin Garrod constata péremptoirement l'absence d'une diathèse urique. Charcot se rangea à cette opinion, et c'est en vain que l'on cherchera, ainsi que beaucoup de cas l'ont prouvé durant les dernières saisons, la plus petite quantité d'acide urique dans le sang.

Par là, un grand pas, bien que négatif, était fait dans la connaissance de la nature de la maladie. Charcot et Vulpian en découvrant, dans l'arthritis deformans, la *participation d'un état morbide des cordons moyens de la moelle épinière,* ouvrirent les premières la voie qui devait mener à des résultats satisfaisants. D'après ce nouveau point de vue résulte un tel changement dans la manière d'envisager la maladie que, dans l'exposé de l'arthritis deformans, il faut tenir compte en tout cas, de l'état morbide de la moelle épinière.

Origine. Pour l'intelligence du développement de l'arthritis deformans, une difficulté assez grande se présente tout d'abord: la maladie a rarement, dès le début, son caractère distinctif. Aussi, des cas avancés et bien caractérisés dans leurs symptômes morbides peuvent-ils seuls mettre sur la voie: il ne faut pas non plus ranger dans l'affection qui nous occupe toute altération considérable des articulations. Billroth certainement, entend tout autre chose par cela, car il dit que cette maladie est monoarticulaire dans la majorité des cas et ne se rencontre que chez des gens bien portants du reste, plus souvent même chez les hommes, mais affectant le plus rarement les doigts. En Allemagne, la dénomination ordinaire *„arthritis deformans"* indique déjà une limitation bien nette de la maladie. Les médecins français ont fait de même, de là le nom qu'ils ont donné à l'affection: *rhumatisme articulaire chronique noueux* (*arthrite chronique sèche*), tandis que les praticiens anglais ne font ressortir sa différence avec la goutte que bien plus faiblement en la nommant *„rheumatic gout."* Cette maladie porte encore, en Allemagne, le nom d'Arthrite des pauvres, goutte des pauvres, des gens du monde; le qualificatif qui s'y joint pourrait facilement induire en erreur: en effet, aux malades qui fréquentent une station thermale il est bien rare que tous les biens de ce monde aient été refusés.

Le trait le plus caractéristique dans l'histoire de la maladie est le fait qu'elle se déclare ***presque sans exception chez le sexe féminin.*** Chez le petit nombre d'hommes qui en sont atteints, la moelle épinière est sans aucun doute le siége d'un état morbide. Parmi 52 cas que je compte dans ma pratique à Wiesbade, je n'ai trouvé que 2 hommes. L'importance des fonctions génitales est hors de question par là.

Aussi la menstruation offre-t-elle toujours certaines anomalies. Dans les observations que j'ai eu l'occasion de faire, j'ai remarqué que quelque temps auparavant, quelquefois immédiatement avant que la maladie eût fait son apparition, ces anomalies apparaissaient. La perte menstruelle était accompagnée de douleurs et spécialement de fortes douleurs de dos, fréquemment cet état se compliquait de céphalagie intense. L'étroit rapport de la menstruation avec les altérations articulaires se montrait encore par l'exacerbation des douleurs à l'approche du moment des menstrues et par la brusque éruption de la maladie, dans plusieurs cas, précisément à l'époque critique de la ménopause.

Presque toutes les femmes étaient de constitution délicate, et sujettes depuis leur jeunesse à une grande irritabilité, bien que la maladie ne se fût déclarée que de 30 à 40 ans.

De cette manière, on n'a pas encore expliqué comment des troubles menstruels ont pu agir sur la moelle épinière et spécialement sur la partie supérieure. Dans quelques cas cependant, il était au moins possible de constater une affection du système nerveux ou quelque influence nuisible sur celui-ci, influence qui avait précédé d'une manière positive le développement de l'arthritis deformans.

On a pu constater ainsi une méningite antérieure, plusieurs fois des spasmes, même des accès d'éclampsie, l'asthme nerveux, de fortes douleurs dans le dos surtout dans la région des épaules, provoqués par un allaitement prolongé. Il y a aussi des femmes qui ont accusé de violentes émotions morales comme causes occasionnelles. Le désavantage de cette irritation nerveuse se manifestait parfois encore plus distinctement. Précisément après un accès d'éclampsie, après cet allaitement ou ces émotions violentes, éclata l'arthritis deformans ou bien, un rhumatisme polyarticulaire simple préexistant, revêtit les caractères essentiels de cette maladie. Il est donc nécessaire d'apporter dorénavant à de semblables altérations du système nerveux plus d'attention qu'on n'a fait jusque là.

Quant à la prédisposition particulière du membre supérieur, lequel souffre le plus dans les cas observés, on peut l'attribuer à de fréquents exercices de main, au piano, à l'emploi prédominant de la main dans les soins du ménage, etc., quand ces causes n'existaient pas, la maladie restait dans des limites déterminées.

Un petit nombre seulement de femmes parlèrent de l'influence décisive d'un refroidissement, tandis qu'en général leurs assertions étaient vagues à cet égard, ce que l'on remarque aussi dans le rhumatisme chronique simple. Il serait pourtant difficile d'établir d'une manière quelconque le rapport d'un refroidissement avec les altérations particulières constatées dans les articulations.

Symptômes de la maladie. Leur description doit être basée sur des cas caractéristiques, pour qu'on puisse jeter un regard en arrière vers les débuts du mal.

Le plus souvent *la déformation de l'articulation remontait à un rhumatisme polyarticulaire.* Parfois aussi, l'une ou l'autre articulation était attaquée isolément jusqu'à ce que plusieurs fussent simultanément prises. Ce n'avait été qu'après une cause spéciale comme nous l'avons déjà dit, que la maladie avait pris définitivement le caractère de l'arthritis deformans. Chez un très petit nombre de femmes, l'affection se déclara d'emblée sous sa forme caractéristique.

La transformation qui s'opère durant le cours d'un rhumatisme polyarticulaire simple par suite d'accidents dans le domaine de la vie nerveuse, sont au moins une preuve de plus de l'importance décisive du rôle que joue la moelle épinière dans l'origine de l'arthritis deformans.

Avant tout, *l'envahissement symétrique des membres* met son influence hors de question. Si un côté est plus affecté que l'autre, des circonstances accidentelles peuvent toujours l'expliquer. L'envahissement simultané des deux mains et ordinairement des deux pieds demeure en définitive le fait le plus remarquable.

A part de très rares exceptions, les mains présentent d'abord les déformations caractéristiques. Les pieds, au contraire, qu'ils soient atteints dès le premier accès ou plus tard, offrent longtemps les caractères du rhumatisme chronique articulaire simple. C'est chez eux que se manifestent aussi les premiers signes d'amélioration, et chaque année nous voyons des malades qui peuvent se mouvoir d'une manière très satisfaisante tandis qu'ils n'ont pas encore recouvré l'usage de leurs mains.

Chacun a dû être frappé en outre, selon quelles règles

fixes la *déformation spéciale des mains* procède. Au poignet, il est vrai, l'apparence de l'inflammation ne s'écarte pas essentiellement de celle du rhumatisme simple. Les articulations des doigts, par contre, prennent déjà un aspect particulier. La *première articulation*, à partir du métacarpe, est principalement atteinte, celle de *l'index* au plus haut degré, le plus souvent aussi celle du *médium*, l'annulaire est quelquefois épargné, le petit doigt, presque toujours. La première articulation du pouce est ordinairement altérée sur une étendue aussi grande que celle de l'index. Garrod, dans la 2e édition de son ouvrage sur la goutte, page 537, donne une figure sur bois (31) très caractéristique des altérations de la main: la figure coloriée de la planche IV ne correspond pas au type le plus fréquent.

L'altération qui sous l'influence d'une excitation inflammatoire se développe dans ces jointures, atteint avec le temps un degré variable. Est-elle arrivée à une déformation très prononcée, la cavité glénoïdale est distendue; les condyles déjetés par un épanchement abondant, ne se touchent plus. La *mobilité de l'articulation est extrême* et la crépitation, au moindre mouvement, indique la roideur et la destruction des facettes articulaires. Je ne me souviens pas cependant avoir remarqué une oblitération à la première articulation des doigts.

Les deux autres articulations des doigts, la *dernière* (3) du moins, se comportent dans les cas caractéristiques d'une manière très différente. Les doigts, en avant, n'ont pas la figure ordinaire qu'ils présentent dans le rhumatisme polyarticulaire: ils sont *amincis à l'extrémité.* La deuxième articulation dans une partie des cas est encore un peu gonflée, sans doute par suite de l'inflammation. La troisième articulation au contraire ne devient jamais importune par une irritation inflammatoire, elle ne se gonfle pas, mais chez elle, l'affection se comporte d'une manière étrange, souvent l'oblitération complète s'établit en ligne droite, de façon que la deuxième et la troisième phalange présentent l'aspect d'un seul os. L'annulaire et le petit doigt s'émacient semblablement, lors même que leur première articulation paraît en état de santé.

La position des doigts relativement au métacarpe, et la *situation de celle-ci relativement à l'avant-bras*, n'est pas moins *remarquable* que la déformation articulaire. Tandis que dans les inflammations chroniques des articulations, la flexion est la position naturelle, parce qu'alors les douleurs sont moins vives et que les muscles fléchisseurs, irrités par effet réflexe, sont les leviers prédominants, l'arthritis deformans se distingue par la position contraire, l'extension. Le carpe ne fait pas saillie, mais présente une surface concave. Le dos de la main est légèrement fléchi en arrière du côté de l'avant-bras. Les doigts déjà portés en ligne droite par les altérations précédentes, sont souvent dans un état d'hyper-extension; cependant cette position relativement au dos de la main n'atteint pas ce degré dans beaucoup de cas, car les doigts se dirigent en même temps vers le cubitus. Par là, une flexion ne se détermine jamais dans la position des doigts: en principe, l'hyperextension demeure. Le pouce prend aussi une direction analogue, mais en raison même de sa structure anatomique, il reste beaucoup plus libre. *Toutes ces altérations des doigts s'accomplissent insensiblement* et comme nous l'avons déjà dit, sans que la douleur les provoque.

Lorsque l'épanchement a été considérable dans la première articulation, un certain degré de *subluxation* dans la direction du cubitus en est facilement la suite. Il est à peine nécessaire de dire qu'en conséquence de cette déformation, les *mouvements de la main* sont d'une *extrême difficulté*.

Quiconque aura eu l'occasion d'observer presque simultanément (comme cela peut se faire dans une station thermale) une série de cas d'arthritis deformans, ne pourra mettre un instant en doute *l'influence nerveuse morbide* exercée sur la position des mains aussi bien que sur la déformation spéciale des articulations. Une *profonde altération dans la nutrition* de celles-ci et une *contraction tout-à-fait particulière des muscles* du membre affecté, frappent au premier abord. C'est à cette nutrition pervertie que doivent être imputées l'affection articulaire allant jusqu'à l'érosion des cartilages, l'ossification de la troisième phalange, sans participation d'une irritation inflammatoire, et l'émaciation des os et des jointures vers les extrémités. La contraction musculaire morbide se montre dans l'hyperextension caractéristique et le mouvement latéral de la main et des doigts.

La *double nature de la maladie* se manifeste aussi dans les *douleurs*. Très fréquemment des affections névralgiques précèdent le début de l'arthritis deformans et l'accompagnent lorsque celle-ci s'est entièrement déclarée. Les membres atteints ne sont jamais libres. Si parfois dans le rhumatisme polyarticulaire (exception faite des cas avec déformation considérable par suite d'accès violents et répétés) il s'écoule des années sans douleur et sans accès, dans l'arthritis deformans cela n'a plus lieu dès l'instant que la maladie a revêtu sa forme caractéristique. Alors le moindre mouvement, le plus léger changement de température, une émotion quelconque, exaspère les douleurs sur lesquelles le retour du flux menstruel produit le même effet. Le repos et une température égale produisent dans ces cas un adoucissement plus sensible que dans les rhumatismes ordinaires où les douleurs s'exaspèrent plus volontiers pendant la nuit.

Enfin, il est une particularité qui ne doit pas être passée sous silence, c'est le *progrès continu* de la déformation des articulations, progrès qui se manifeste déjà dans la permanence des douleurs. Sans une médication opportune et rationnelle, l'affection demeure tout au plus momentanément stationnaire, mais jamais elle ne rétrograde d'elle-même. Évidemment, c'est dans la tendance de l'affection spinale à se développer, tout comme dans le tabes dorsalis, que réside le principe du même phénomène pour les articulations.

La chaussure, qui comprime le pied, s'oppose à une grande déformation de ce membre. Néanmoins cette déformation peut survenir et aller jusqu'à la subluxation de la première articulation du gros orteil. La marche, dans de pareilles conditions, devient pénible et chancelante.

Quelles différences d'origine, de symptômes et de mode de développement ne séparent pas le rhumatisme chronique de l'arthritis deformans! Sans aucun doute, une affection d'un genre spécial, l'arthritis deformans, par l'altération des articulations est pourtant voisine du rhumatisme et c'est pourquoi nous l'avons mentionnée ici.

Si l'on se représente l'issue fatale de l'arthritis deformans, sa tendance à un progrès continu, il est très important de pouvoir la reconnaître sûrement dès le début. Malheureusement des signes décisifs manquent alors, et ce n'est que par une minutieuse attention à l'allure de la maladie que l'on peut saisir quelques indices.

Dans les cas où des troubles de la période menstruelle, des couches, les années de la ménopause ont précédé ; dans les cas où il s'agit d'un rhumatisme polyarticulaire chez des personnes d'une frêle constitution, lesquelles ont déjà subi de violentes attaques nerveuses ou qui ont été exposées à de fortes impressions morales, dans ces cas, disons-nous, il faut être sur ses gardes. Les articulations de la colonne vertébrale et des mâchoires se prennent-elles, les mains et les pieds sont-ils envahis de préférence et surtout symétriquement, les douleurs persistent-elles sans aucune rémission, la menstruation aggrave-t-elle l'état, les doigts mêmes se déforment-ils, ce sont autant de signes d'une direction défavorable que prend le rhumatisme, vague jusqu'alors, vers l'arthritis deformans.

L'action de l'eau de Wiesbade dans les débuts de l'arthritis deformans, n'a pu être constatée jusqu'à présent que dans un petit nombre d'observations : chez la plupart des malades la déformation était très avancée, par conséquent il ne pouvait être question d'autre amélioration qu'un arrêt de la maladie.

Nous avons déjà dit précédemment que les pieds éprouvent presque toujours une amélioration très notable. Il faut excepter les cas où ils étaient entièrement déformés. Presque toujours les femmes en ont recouvré l'usage. On voit de même l'affection du genou s'améliorer essentiellement. Du reste il semble que ces affections des pieds et des genoux, qui apparaissent pendant le cours de la maladie, sont plutôt des accidents du rhumatisme articulaire simple qu'un caractère appartenant en propre à l'arthritis deformans.

Les articulations de la nuque, des mâchoires et du coude étaient-elles affectées, elles s'améliorèrent toujours considérablement, bien qu'elles n'aient jamais guéri d'une façon radicale.

Lorsque la maladie des articulations de la main et des doigts ne datait que de quelques mois à 2 ans, l'inflammation articulaire éprouva à Wiesbade une très sensible amélioration. Les douleurs diminuèrent considérablement après quelques semaines; le gonflement de l'articulation de la main et de la première phalange se réduisit beaucoup; jamais cependant, la résorption complète de l'exsudat ne s'opéra. Néanmoins les mouvements des mains devinrent beaucoup plus faciles. Plusieurs de ces malades étant revenues l'année suivante, il fut possible de constater que des rechutes accidentelles n'avaient jamais pris de développement et que l'amélioration obtenue par la cure avait eu pour résultat d'avancer la guérison. Si Braun, d'après sa propre expérience à Rehme, présume que l'eau de Wiesbade n'a aucun effet dans l'arthritis deformans, je suppose que cet observateur si attentif du reste, juge ici d'après des cas invétérés. Le résultat qu'on obtient à Wiesbade est exactement celui que nous venons de décrire.

J'ai vu même des cas anciens, ainsi que je l'ai déjà dit, être au moins enrayés. Mais qu'une cure énergique avec bains continus, sudation, douches puissantes, bains locaux, n'obtienne aucune amélioration, c'est ce que j'ai eu maintefois l'occasion de constater: cela arrivait quand de semblables cures étaient entreprises sur la supposition complétement problématique qu'on avait à faire à une affection goutteuse, et que les malades, par suite des résultats négatifs obtenus, demandaient à une autre médication le soulagement de leurs maux. Je crois devoir insister très sérieusement sur les dangers d'un traitement énergique dans l'arthritis deformans.

L'eau prise à l'intérieur étend son influence aussi bien sur les altérations articulaires que sur les troubles du côté des organes sexuels. Les bains agissent sédativement, apaisent les douleurs, et calment le système nerveux. En prenant des précautions au retour du flux mentruel, on évitera maint accident. La malade n'a rien de bien satisfaisant à attendre des douches appliquées sur les membres déformés, mais elles sont souvent utiles quant à l'affection spinale.

Une médication heureuse dans l'arthritis deformans, supposé qu'elle ait été entreprise à temps, devra toujours se relier principalement à l'état morbide de la moelle épinière dont l'influence est décisive dans le développement de la maladie et aux troubles fonctionnels des organes génitaux qui sont, il y a tout apparence, la source de toutes les altérations ultérieures.

Nodosités des doigts.

Heberden ayant employé cette expression pour désigner les petites nodosités que présentent les phalanges des doigts, et Charcot, en l'honneur de Heberden, l'ayant adoptée parce que ce dernier, sous la dénomination de digitorum nodi avait déjà nettement séparé cette effection de la goutte, il sera bon en tout cas de suivre sa marche.

Cette dégénérescence arrive le plus souvent avec la vieillesse, et atteint tout particulièrement les femmes, de façon qu'ici encore se confirme la règle de la rareté de la goutte chez les personnes du sexe. Tandis qu'Heberden ne voit la différence des deux affections que dans la différence de leurs symptômes, Garrod va plus loin et prouve que le sang des personnes atteintes de nodosités digitales ne renferme pas d'acide urique. Chacun des cas examinés à Wiesbade a confirmé l'assertion de Garrod, même l'été dernier, où il s'agissait d'un homme dont tous les doigts étaient pris à un très haut degré.

Probablement, la maladie consiste dans l'affection des petites bourses muqueuses. D'habitude elle se développe d'une manière insensible: la limitation du mouvement seule commence à provoquer ce premier symptôme. Les noeuds se montrent généralement des deux côtés de la troisième articulation, plus rarement de la deuxième, du côté de la face supérieure: ils sont élastiques et mous au toucher; la peau qui les recouvre est saine.

Il ne peut ici être question d'une affection rhumatismale; l'origine de ces produits morbides est encore très obscure.

Dans ces cas l'eau de Wiesbade n'a aucune influence sensible. STRICKER paraît avoir eu un cas de ce genre en vue quand il loue l'application d'une eau artificielle de lithion contre l'enflure des doigts. Des applications répétées de cette eau minérale sont demeurées sans effet; seulement, chez un homme, les noeuds qui avaient résisté à une cure simple d'eau de Wiesbade diminuèrent sensiblement de volume. Quant à la durée de cette amélioration, les détails me font défaut.

Rhumatisme nerveux.

Lorsque des douleurs rhumatismales ne se relient pas à une articulation déterminée, on les a toujours considérées comme dérivant des muscles. Si l'on analyse les cas isolés, les symptômes se rapportent très peu à ceux-ci, tandis qu'ils paraissent avoir une relation bien plus intime avec les nerfs de la peau et des muscles.

Les douleurs suivent souvent des trajets nerveux connus et sont quelquefois accompagnées dans les périodes d'exaspération d'autres accidents dans les mêmes nerfs, ainsi les douleurs dans la région des épaules, d'une affection névralgique ou d'insensibilité dans les doigts.

L'origine nerveuse du soi-disant rhumatisme musculaire est encore plus évidente, si les douleurs se propagent simultanément sur diverses régions du corps ou sont restreintes à une moitié, ou bien encore, que partant bien d'un côté, d'une épaule par exemple, elles gagnent le côté opposé. Il est hors de doute qu'une affection du centre nerveux ne soit l'agent de cette alternance.

En outre, certaines parties déterminées sont atteintes d'habitude; telles que le cou, l'épaule, la poitrine, etc. où les nerfs arrivent à la superficie, percent une tunique tendineuse ou un muscle, parties qui sont ainsi plus particulièrement exposées à des influences irritantes, à une pression, au froid, etc.

Par contre l'étendue de la douleur ne correspond nullement aux limites du muscle, et la sensation n'en suit pas le trajet.

Le mouvement du muscle éveille-t-il une sensation douloureuse, cela peut aussi bien provenir des nerfs affectés, parce qu'une pression directe exercée sur les muscles, si on les saisit entre les doigts, ne provoque ordinairement aucune douleur.

Une inflammation des muscles, comme cause du rhumatisme, devrait avoir pour conséquence un gonflement facile à constater. Si Froriep et Virchow, après des affections rhumatismales, ont trouvé des dépôts dans le domaine des muscles, ces dépôts provenaient de troubles secondaires de la nutrition sous l'influence nerveuse morbide, ou c'étaient de simples accidents, sans que ce muscle fût le foyer primitif de la maladie.

De même, le torticolis excepté, l'attribut nécessaire de toute inflammation des muscles, les contractures, font défaut ici.

Pour que le muscle pût devenir, par la présence d'un exsudat médiocre, le siége de vives douleurs, il faudrait qu'il fût revêtu d'une tunique solide, or c'est ce qui n'existe pas.

L'inflammation musculaire réelle, provenant de déchirement ou de meurtrissure, présente des symptômes qui diffèrent absolument de ceux du soi-disant rhumatisme musculaire; douleurs fixes, non irradiées, de moyenne durée, etc.

Dans les cas chroniques du soi-disant rhumatisme musculaire, il est ordinairement difficile de reconnaître les caractères du rhumatisme, tandis que souvent l'idée d'une douleur nerveuse ne peut être récusée. En général on considère des douleurs vagues comme affection rhumatismale.

L'occasion peut, comme on vient de le dire, avoir été purement locale; après un refroidissement local la maladie éclate souvent. Assurément, dans un grand nombre de cas la disposition a son siége, chez les hommes, dans une faiblesse nerveuse, chez les femmes dans une irritabilité nerveuse des parties centrales, effet réflexe d'une affection des organes sexuels.

Comme siége, on doit sans doute considérer les tuniques

des nerfs, et assez souvent celles des centres nerveux, bien qu'on ne sache encore rien de positif à cet égard faute d'observations exactes. Les symptômes d'une maladie utérine et d'épuisement nerveux sont le plus souvent très prononcés et ont une grande importance en raison de la ténacité du mal.

L'avantage des eaux de Wiesbade ne dépend pas de leur administration à l'intérieur: d'autres désordres sont des indications plus décisives à cet égard. Le bain, par contre, calme visiblement les nerfs et peut, dans une cure systématique, amener la guérison, mais le traitement ne doit pas être énergique, car on aurait à redouter les mêmes suites fâcheuses qui sont la conséquence des fortes douches. Toute la médication, en définitive, se rapproche beaucoup du traitement des névralgies.

Goutte. — Arthritis urica (Virchow).

Dans la goutte, une formation morbide et une accumulation d'acide urique jouent le principal rôle. Cet acide, provenant de la métamorphose de certaines substances albumineuses, se rencontre déjà dans quelques organes aux jours de santé, et dissous dans le sang. Comme substance excrémentitielle, l'acide urique est cependant constamment éliminé par les reins, de façon que sa quantité dans le sang est en tout temps très minime.

Propagation de la matière de la goutte dans le corps. Vers la fin du dernier siècle, Wollaston et Tenant enseignèrent que l'affection des articulations, le point capital dans la goutte, est produite par l'apparition de l'acide urique. Selon Charcot et Cornil ce sel, dans les premiers temps de la maladie, ne se rencontre que dans la partie centrale des cartilages articulaires, à une assez grande distance du point d'origine de la capsule. Les couches superficielles du cartilage sont surtout imprégnées de sels uriques, dans l'intérieur et entre les cellules cartilagineuses. Extrait-on ces cels, le cartilage demeure intact. Avec les progrès de la maladie, la capsule est aussi affectée et tout d'abord, les appendices synoviaux moins riches en tissu vasculaire. Ce sont surtout les cellules de l'épithélium qui souffrent le plus dans la capsule (Rouget).

Le liquide des articulations est de même chargé d'urate de soude provenant des lamelles de l'épithélium détachées, et souvent ce liquide est acide.

Par exception, (dans le voisinage des articulations.) les ligaments, les tendons, les bourses muqueuses et le tissu cellulaire, ainsi que le périoste sont incrustés; rarement, d'après Virchow, Cruveilhier, Fouconneau Dufresne et Garrod, les cavités médullaires des os; plus rarement encore, selon Garrod et Charcot, leur tissu même.

Outre les reins et le sang qui, de même que la goutte interne seront examinées plus loin, on trouve encore en certains endroits du corps, des dépôts goutteux: le plus fréquemment (Garrod) au cartilage de l'oreille — helix et anthelix — sous la forme de nodosités enkystées revêtues de tissu cellulaire; au cartilage arythénoïde du larynx, selon Garrod et Virchow qui trouva dans ce dernier aussi des nodosités enkystées; aux osselets de l'oreille, selon Harvey; puis aux paupières, aux ailes et au-dessus du nez, aux joues et aux corps caverneux.

Toujours, et de très bonne heure, aussitôt du reste que la goutte se déclare (Garrod et Todd), les reins sont affectés, non dans la substance corticale, mais dans la substance tubuleuse et les mamelons. Le dépôt d'urate de soude se fait, selon Charcot, dans les tubuli des reins qu'il obstrue; selon Garrod, dans le tissu cellulaire.

Une inflammation parenchymateuse des reins s'y relie, du reste, opposée aux autres formes de la maladie de Bright, elle est caractérisée par une grande bénignité.

Les reins sécrètent encore pendant l'accès, de l'acide urique. Dans la maladie chronique, celui-ci diminue dans l'urine, et cela d'autant plus, dit Garrod, que le mal est plus invétéré; cependant on rencontre des cas très avancés chez lesquels la quantité d'acide urique est tout à fait normale (Hartmann et Kühne). La sécrétion oscille donc, et une augmentation graduelle, proportionnelle au progrès de la maladie, n'a pas été constatée.

Garrod a trouvé l'oxalate de chaux — le compagnon ordinaire de l'acide urique — en assez grande quantité dans l'urine.

Les recherches de Garrod ont démontré que dans les cas anciens celle-ci contient toujours quelque peu d'albumine. Les premières périodes de la goutte en sont généralement exemptes.

Dès le début de la maladie, la masse du sang charrie constamment de l'acide urique en beaucoup plus grande quantité que dans l'état de santé. Tandis que dans celui-ci, il est impossible, par l'expérience de Garrod (Uric Acid Thread experiment), de constater la présence de l'acide urique dans une petite quantité de sang, on réussit aisément chez un goutteux.

A côté de l'acide urique, Garrod trouva encore, dans le sérum du sang, de l'oxalate de chaux: Charcot prétend que celui-ci est toujours quelque peu alcalin. D'après ce dernier observateur, les globules sanguins ne diminuent pas pendant la goutte: ce qui a lieu, au contraire, pour le contenu albumineux à cause de l'affection des reins.

Les recherches de Garrod ont été jusqu'ici infructueuses quant à la constatation de la présence de l'acide urique dans la transpiration cutanée des goutteux: les propriétés chimiques de celui-ci, pense-t-il, sembleraient décider négativement la question. Quelques rares exemples du contraire peuvent s'expliquer selon Garrod par le fait d'un mélange accidentel provenant des articulations affectées. Martini et Ubaldini ont confirmé la découverte de Garrod, même pour a transpiration provenant du voisinage des articulations malades.

Dans un cas cité par Garrod, une quantité relativement considérable d'oxalate de chaux avait remplacé l'acide urique dans la transpiration cutanée.

Si, par un emplâtre vésicant, on soutire du sérum au sang, il devient facile d'y constater la présence de l'acide urique, et Garrod place cette preuve au même rang que celle fournie directement par le sang. Les vésicules ekzémateuses des goutteux renferment aussi, d'après Golding Bird, de l'acide urique.

Goutte interne. De tout temps, le dépôt de la matière goutteuse dans l'intérieur du corps, a formé un sombre domaine. Il est vrai que, d'après Charcot, les urates passent dans le liquide cérébro-spinal comme ils avaient passé dans le sérum, et d'après Garrod, dans les épanchements de la plèvre et du péricarde; mais *il n'a jamais été constaté qu'un organe ait été spécialement affecté par les sels uriques de manière qu'ayant pénétré les tissus, les fonctions de cet organe en aient été troublées.* Garrod, le meilleur connaisseur de la goutte, met du moins fort en doute les quelques expériences qui pourraient infirmer cette proposition. Brinton nie également l'existence d'une véritable goutte interne. L'anatomie pathalogique dans le petit nombre de cas qu'elle a étudiés jusqu'ici, n'a constaté dans les organes que des altérations d'autre nature: dans le coeur et les grands vaisseaux (en même temps que l'arcus senilis), la dégénérescence athéromateuse (graisseuse et calcaire) qui est surtout la conséquence des maladies chroniques, et qui est la terminaison ordinaire des métamorphoses régressives dans la vieillesse; dans l'estomac, rien, ou des altérations chroniques ordinaires; dans le foie, celles qui sont communes aux buveurs; dans le système nerveux, des anomalies comme il s'en présente ordinairement dans la néphrite parenchymateuse.

En dépit de ces données anatomiques négatives, il est certain que chez les individus affectés de la goutte, une alternance dans les symptômes morbides des articulations et d'autres organes a lieu, ou que des indispositions de tout genre cessent avec l'accès de goutte. Comme il se passe aussi quelque chose de semblable dans des affections où il n'est pas question d'un principe matériel morbifique, il n'est donc pas logique d'admettre, pour la goutte, une métastase, une rétrocession de l'acide urique. Des modifications accidentelles dans la structure de certains organes ou leur grande irritabilité, suffisent pour expliquer par l'entremise du système nerveux, cet état erratique apparent avec d'autant plus de vraisemblance que le peu de solubilité de l'acide urique rendrait extrêmement difficile son transport d'un point à un autre de l'organisme.

Théorie de la goutte. On ne peut se dispenser, pour l'appréciation de la valeur d'une eau minérale dans le traitement de la goutte, de considérer d'un peu près la nature et le mode de développement de cette maladie. Quant à l'hypothèse actuellement en vogue d'une rétention de l'acide urique provenant de quelque insuffisance fonctionnelle des reins, elle rencontre de fortes difficultés.

Une diminution dans la sécrétion de l'acide urique est aussi bien particulière à l'inflammation chronique des reins sans que la goutte se déclare. L'urine des malades, ne contenait-elle pas d'acide urique pendant la cure, on n'en trouvait pas même de traces dans le sang par l'expérience de Garrod, quoique Charcot affirme avoir trouvé dans des cas semblables, le sang chargé d'acide urique. Le plomb diminue de même la quantité d'acide urique dans l'urine (Garrod) et dans les empoisonnements chroniques par ce métal, cet acide manque généralement: néanmoins, la goutte n'apparaît que dans quelques cas isolés.

Ainsi que nous l'avons déjà dit, le développement de la goutte et le contenu d'acide urique dans l'urine, ne sont pas en rapports directs. Un exemple positif (un cas de Virchow, décrit par Hartmann comme arthritis urica) prouve ici beaucoup plus que les exemples négatifs. Il est contraire à l'idée que le développement de la maladie chemine parallèlement avec les altérations des reins. Dans la rétention artificielle de l'acide urique, par suite d'une stase sanguine dans les reins (Zalesky), cet acide s'accumule toujours dans ces derniers en plus grande quantité, mais en outre partout (à l'exception du système nerveux), dans l'estomac, par exemple, où le corps du goutteux en est toujours exempt.

Ces faits ne sont pas en faveur de l'hypothèse suivant laquelle une altération dans les fonctions des reins serait la cause de la goutte. Oui, en tant que l'accummulation de l'acide urique dans les reins goutteux se concentre sur la substance tubuleuse et les mamelons, comme dans les expériences de Zalesky, il n'est peut-être pas trop hasardé de considérer l'état des reins que l'on rencontre dans la goutte, comme un phénomène secondaire.

En tout cas, les dépôts goutteux, autant que les connaissances actuelles de la maladie permettent d'en juger, se relient étroitement aux cartilages et en partie à l'épithélium. D'après l'opinion de Bartels et de Robin, il n'y aurait donc rien d'impossible à ce qu'un trouble dans la nutrition de ces tissus, en particulier des cartilages, produisît, en tant que résultat d'une métamorphose anormale, de l'acide urique. Cet acide, déposé tout d'abord sur le point d'origine, passerait de là dans le sang où il s'accumulerait peu à peu. Les substances produites dans les cartilages par des agents chimiques pourraient peut-être fournir quelques points de départ, et tandis que Robin trouva dans les tissus fibreux, vraiment de l'acide urique, Bartels rendit attentif au peu de vitalité du cartilage, faisant remarquer que l'oxydation devait y être limitée et par conséquent favorable à la production de l'acide urique. Mais le fait que les cellules cartilagineuses mêmes demeurent intactes quand elles ont été imprégnées d'acide urique, ne saurait indiquer autre chose qu'une perturbation dans les phénomènes de la nutrition normale.

Déjà il ne peut être question, dans les cartilages des articulations ni d'imbibition du sang, ni d'une incrustation des liquides synoviaux: le dépôt de l'acide urique affecte d'abord la partie centrale, éloignée des capsules riches en vaisseaux, et la précipitation procède surtout par foyers (Charcot et Cornil).

Comme aux jours de la santé, l'acide urique formé surtout dans le foie (Meissner), la rate (Scherer), etc., parvient dans le sang et seulement par l'activité des reins, en est éliminée par une sorte d'affinité particulière: le surplus d'une sécrétion morbide d'acide urique est en charge aux reins. Cet acide, qui infiltre bien, selon sa quantité et des circonstances secondaires, la substance des reins à différents degrés, laisse au contraire d'autres organes intacts et du sang ne se transporte que dans les liquides de transudation. Le fait que l'acide urique manque dans des organes internes, n'est-il pas aussi en faveur de l'idée que dans l'origine de la goutte, l'important c'est le point local affecté?

La cause de la pertubation particulière de la nutrition

chez les goutteux reste toujours à expliquer; la forme enkystée de la matière goutteuse à l'oreille n'est pas éclaircie non plus.

D'après cette manière de voir, l'accès aigu de goutte, sous l'influence duquel le depôt des sels uriques dans les articulations est considéré comme une crise (Garrod), doit être autrement expliqué. Déjà le fait que la goutte articulaire peut exister sans irritation et que les épanchements aux oreilles et dans les autres cartilages se forment imperceptiblement de tout temps, montre d'une manière évidente que les deux phénomènes sont indépendants l'un de l'autre. D'après Garrod (p. 335, 2e édit.), l'articulation de l'orteil présente souvent en général des anomalies sans avoir été affectée de la goutte ou du rhumatisme; et selon beaucoup d'observations faites ici, cette articulation est le plus fréquemment et surtout par suite d'influences locales, le siége d'une inflammation rhumatismale, le sang alors ne présente point d'acide urique. Si, dans une articulation ainsi disposée, cet acide apparaît d'une manière morbide, alors une circonstance quelconque, le froid (Garrod), l'excitation (par le vin, Garrod), une pression, etc., peut facilement provoquer une inflammation. Quant à la marche cyclique dont on parle ordinairement, il en est comme dans l'affection rhumatismale. Dans le développement toujours chronique et constitutionnel de la maladie, correspondant à l'antique manière de voir, il survient ainsi une inflammation articulaire aiguë intercurrente.

Causes de la maladie. On sait jusqu'à présent peu de chose sur les causes essentielles du développement de la goutte. Comme maladie constitutionnelle elle suppose des influences individuelles et des influences provenant du régime de vie. Dans la moitié des cas, la goutte serait héréditaire selon Scudamore, Patissier, Garrod, bien que contrairement à d'autres maladies réputées héréditaires, elle ne fasse son apparition que vers la moitié de la vie, et qu'elle n'atteigne les femmes que par exception.

Au reste, le moment où ces dernières sont affectées correspond le plus ordinairement à la ménopause. Et il est en général bien particulier aux phénomènes goutteux de ne se développer dans l'un et l'autre sexe que pendant l'époque où les métamorphoses régressives commencent à se manifester; cela arrive-t-il plus tôt, c'est que la caducité et la vieillesse ont envahi de bonne heure la place. Todd remarque déjà que, contrairement à l'idée commune, des personnes affaiblies sont atteintes de la goutte.

Peut-être est-il donc permis d'envisager un ébranlement du système nerveux, des efforts intellectuels excessifs, de violentes émotions morales qui exerçant sur la constitution une influence débilitante amènent une vieillesse anticipée, une tendance à l'ossification, des troubles dans la digestion, peut-être, disons-nous, peut-on envisager ces diverses circonstances comme autant de causes exerçant une influence délétère sur la nutrition des tissus cartilagineux et épithéliens, lesquels sont précisément doués d'une vitalité moins active.

L'usage de la viande et des boissons spiritueuses, surtout de la bière, d'après Garrod, serait-il plus qu'une cause occasionnelle, la goutte aurait dû être répandue sur une plus grande échelle, de nos jours surtout où l'alimentation est devenue plus substantielle et l'usage des spiritueux plus général.

Aussi voit-on les déformations les plus opiniâtres et les plus étendues provenant de la goutte, chez les individus exposées aux privations.

L'intoxication par le plomb, ne semble être fréquemment liée à la goutte qu'en Angleterre. En France, où les maladies saturnines sont passablement nombreuses, Charcot, Bucquoy et Potain ont tout au plus remarqué quelques cas isolés de goutte de façon que le premier tient pour nécessaire qu'une occasion spéciale se présente encore pour des natures en apparence si prédisposées.

Quant à l'accès de goutte dans le gros orteil, on considère généralement comme causes: un abaissement de la température des pieds, leur éloignement du centre circulatoire, l'influence de la chaussure, une position anormale des gros orteils, des lésions mécaniques. En tant que devant modifier considérablement la nutrition, toutes ces causes peuvent avec raison être rangées parmi celles de la goutte même; plusieurs d'entre elles, du reste, sont aussi efficientes pour d'autres places où se forment des dépôts goutteux.

Fréquence de la goutte. La goutte n'est nullement une affection fréquente. Même en Angleterre, dont elle semble être l'hôte de prédilection, Garrod, qui s'est consacré à l'étude de cette affection, n'a vu en 9 ans que 51 cas, ainsi 5 ou 6 par an, encore un tiers de ces cas étaient-ils compliqués d'une intoxication par le plomb. En outre la majeure partie des sujets appartenaient à la classe ouvrière. Malheureusement il n'a publié aucun rapport d'ensemble sur ses expériences, et il n'est pas possible de tirer des chiffres précis de ses communications (2e édition). On peut même lui reprocher que, persuadé de la présence constante de l'acide urique dans le sang, il néglige çà et là, d'en chercher la preuve, et que se basant comme dans l'ancienne méthode, sur de simples symptômes extérieurs, il conclut à priori l'existence de la goutte, par exemple page 504 où il blâme Scudamore d'avoir fréquemment avancé des choses sans en donner les preuves.

Owen et Fuller disent également que la goutte est peu fréquente maintenant en Angleterre. Selon Christison, Edinbourg en est totalement exempt; Charcot signale sa rareté à Paris; Coley fait la même remarque quant à la Hollande et à la Belgique; Gebert en dit de même de la Suisse: elle doit avoir aussi presque totalement disparu de Rome et de Constantinople. Dans les statistiques des hôpitaux, elle ne compte qu'un petit nombre de cas; ordinairement, la goutte n'est pas même séparée du rhumatisme, et les deux affections sont rangées sous la même rubrique. A *Wiesbade*, nous pouvons constater un très grand nombre de rhumatismes chroniques simples, et bon nombre de soi-disant arthritis deformans, mais très peu de véritable goutte: dans ces six ou sept dernières années, je n'en ai vu que quatre cas.

Un adoucissement des moeurs et une manière de vivre plus conforme à la nature pendant ces 30 dernières années, peuvent-ils avoir eu quelque influence sur la disparition de la goutte, comme le pense Corradi? Il est beaucoup plus probable que la rareté relative de cette affection ne provient que du fait que jadis on la confondait avec le rhumatisme et vice versâ, et que maintenant la sûreté des procédés d'analyse a permis de lui donner la place qu'elle occupe réellement. Les représentants de la science médicale ne peuvent encore s'habituer à l'idée de voir d'abord dans toute affection de l'orteil un rhumatisme. Avec le temps, la vérité finira par se faire jour, et il en arrivera ce qui est arrivé pour les hémorrhoïdes dont la mystérieuse influence sur le développement des maladies n'est plus que rarement invoquée.

Il n'est pas vraisemblable que la goutte soit maintenant plus rare que jadis, le fait étant, ce serait plutôt à l'amélioration du régime alimentaire et surtout aux soins dont la peau est l'objet, qu'il faudrait l'attribuer.

Symptômes. Entre toutes les articulations affectées, celle du gros orteil occupe la première place, de l'avis de tous les observateurs: les doigts sont moins fréquemment atteints, les genoux et les coudes le sont plus tard. La hanche et l'épaule sont la plupart du temps épargnées. Les vertèbres et l'articulation maxiliaire ne sont affectées qu'exceptionnellement (Ure). Quant aux autres points, les oreilles exceptées, les symptômes échappent à l'observation. Lorsque beaucoup d'articulations sont envahies, la maladie est plus opiniâtre.

Dans la marche chronique, forme sous laquelle la goutte a l'habitude de se montrer aux stations thermales, les articulations sont enflées, quelquefois encore un peu enflammées, gênées dans leurs mouvements, et même vraiment ankylosées (Garrod, Ranvier). Si les cas sont avancés, le cartilage peut même être corrodé et ulcéré. Dans un nombre limité de cas, des nodosités goutteuses sous forme de tumeurs molles, le plus souvent dures et blanchâtres, enveloppent les articulations, et il y a quelquefois complication d'abcès. Les malades chez lesquels la déformation a atteint un haut degré et appartenant surtout à la classe pauvre, ne cherchent plus aucun secours aux bains.

La maladie ne débute pas toujours par les gros orteils. Ceux-ci peuvent demeurer intacts pendant toute la durée de l'affection (Garrod et Charcot). J'ai vu un cas de ce genre où la protubérance de la base du tarse du petit doigt était seule atteinte.

L'accès aigu est rarement dans les stations thermales un objet d'observation, à moins que le voyage, ou telle autre circonstance accidentelle ne le provoque.

Preuve de la goutte. Sa différence du rhumatisme. L'hétérogénéité qui existe entre la goutte constitutionnelle, l'inflammation simple du rhumatisme articulaire chronique et les altérations particulières de l'arthritis deformans, exigent toujours, quant au traitement de ces divers états, une distinction exacte.

Il faut d'abord préciser la nature de chaque affection des orteils. Il y a même des affections articulaires non compliquées d'une inflammation du gros orteil, et encore indéterminées, mais néanmoins de nature goutteuse, qui présentent de plus grandes difficultés.

On sait que les symptômes visibles d'un dépôt goutteux manquent d'ordinaire, particulièrement au début: nodosités autour des articulations et des oreilles. L'influence nuisible de l'usage du vin sur la provocation d'un accès et le fait que la goutte ne se complique pas de phthisie pulmonaire, sont aussi, sans contredit, des signes incertains.

Heureusement la belle découverte de Garrod, que le sérum du sang des goutteux renferme toujours de l'acide urique en abondance (v. page 96, 105 de la 2e édit. de son ouvrage), et que cet acide manque dans celui d'un rhumatisant (page 604), a pour toujours assuré la distinction des deux maladies (p. 572). Son expérience est facile à exécuter.

D'après les nombreuses recherches de cet observateur, on ne saurait mettre en doute le résultat final auquel il est arrivé: il faut donc, de la présence d'un *excédant* d'acide urique dans le sang, conclure à la *présence de la goutte*, et de *l'absence de cet acide, à celle d'un rhumatisme.* Toute répétition de l'expérience de Garrod ne peut que contribuer à la constatation de ce fait et augmenter le matériel positif nécessaire à l'éclaircissement de l'histoire de la goutte. Dans combien de cas, jadis, les observations sur lesquelles on l'a basée étaient étrangères à la goutte!

Lorsque, pendant la cure, des inflammations aiguës surviennent dans les articulations, elles ne sont pas absolument parlant de nature goutteuse. Garrod admet la possibilité d'une coexistence d'affection rhumatismale sans l'avoir jamais rencontrée. Son expérience diagnostique détermina au moins, l'été précédent, un cas semblable. Il s'agissait d'un malade affecté de nodosités goutteuses aux oreilles, qui, après avoir subi diverses influences morbides, fut atteint d'une inflammation des deux orteils et des articulations des pieds. Mais le sang avant et après l'accès ne contenait point d'acide urique. Sous l'influence d'un changement de vie, dans l'âge avancé, la diathèse goutteuse paraissait s'être éteinte.

Quelle est la fonction de l'eau de Wiesbade dans la goutte? Le petit nombre de matériaux rassemblés jusqu'à présent, ne saurait suffire pour résoudre cette question: quelques observations décisives permettent cependant d'avancer ce qui suit.

De même que d'autres exsudats et les engorgements provenant d'affections inflammatoires, les *dépôts diffus autour des articulations*, après des accès aigus, éprouvent aussi un *travail de transformation régressive.* Les mouvements deviennent alors plus libres et les chaussures qui ne pouvaient être souffertes, sont portées sans difficulté.

Les nodosités autour des articulations et dans la région de l'oreille, contenant de l'acide urique, ne subirent aucune modification dans deux cas de goutte prononcés; il est donc probable qu'il en fut de même pour la matière goutteuse déposée dans les articulations mêmes. D'autres eaux minérales à sels neutres, peuvent-elles revendiquer une efficacité plus grande? En tout cas, elles ne peuvent dissoudre l'urate de soude. Les eaux minérales alcalines elles-mêmes ne peuvent le faire qu'imparfaitement. Les sels de lithium et les eaux minérales qui en sont préparées artificiellement promettent seuls un résultat favorable, car les eaux minérales naturelles, à cause de la faiblesse de leur contenu de lithium, n'apportent dans l'organisme pendant la plus longue cure qu'une quantité insignifiante de ce sel, au plus quelques grains, Stricker composa à cet effet une imitation 40 fois plus forte de l'eau de la source de Weilbach, qu'on nomma pompeusement *Eau de soude et de lithium.* Cependant, ce n'est pas là le chemin à suivre pour éteindre la diathèse goutteuse. Administrés énergiquement, les alcalis agissent d'une manière trop intense, affaiblissent la constitution et s'opposent ainsi au retour des forces déjà si ébranlées chez les goutteux.

Quant au point le plus important, il est d'expérience, qu'*une longue cure à Wiesbade recule les accès à des années de distance*. Cela n'est du reste possible qu'autant que le développement de la maladie a été enrayé. Selon toute probabilité cette influence salutaire de la cure doit être attribuée à la nutrition. Comme nous aurons occasion de le voir plus loin, l'eau de Wiesbade a aussi un excellent effet, précisément dans l'âge mûr, quand la goutte se déclare, et surtout chez les hommes qui en sont atteints de préférence; elle redonne aux phénomènes de la vie organique une nouvelle énergie et produit une sorte de rajeunissement.

Peut-être l'eau de Wiesbade a-t-elle quelque efficacité contre les affections chroniques des reins concomitantes et dans les cas où il y a intoxication saturnine (voir plus loin).

L'usage interne et les bains se réunissent pour assurer le résultat; cependant, relativement à ces derniers, et conformément à ce que nous avons déjà dit plus haut, on ne doit rien attendre d'une méthode sudative. Il faut au contraire que tous les efforts se concentrent de manière à rétablir autant qu'il est possible les forces et la constitution. Une cure rationnellement conduite est toujours de la dernière importance.

Maladies du système nerveux.

Affections cérébrales.

Parmi les malades atteints d'affections de cette nature, ceux qui souffrent de *paralysie*, après un épanchement sanguin au cerveau (*apoplexie*), sont en majorité à Wiesbade. La paralysie n'affectant qu'une moitié du corps, le visage ou les organes vocaux, a presque déjà disparu lorsque le malade nous arrive.

En raison de la difficulté que présentent ces cas et en se fondant sur les observations qu'on a faites jusqu'à présent, on ne peut, quant à l'amélioration possible de cette affection, affirmer de certain que ce qui suit.

Les jeunes personnes, ainsi que les affections par suite d'une lésion locale de la base du crâne, en particulier par cause syphilitique (voir plus loin), peuvent espérer davantage que les cas compliqués de dégénérescence du coeur et des vaisseaux.

Quelque peu opportune que soit une cure lorsqu'il existe encore une excitation visible, faite peu après l'accès elle a cependant plus de chance de succès, car les apoplexies anciennes se montrent toujours rebelles.

La jambe paralysée guérit plutôt que le bras ou l'hémiplégie de la face. La parole paraît aussi revenir, et plus facilement dans la paralysie du côté gauche, si d'autres altérations de la motilité ne s'améliorent pas.

Des contractures naissantes tardives dans les membres paralysés sont de mauvais augure. D'après Cruveilhier, Türck et Bouchard elles présagent une dégénérescence secondaire et descendante de la moelle épinière.

La pression dans le cerveau est-elle limitée aux ganglions du centre (couches optiques, corps striés), le pronostic n'est pas défavorable. L'espérance décroît à mesure que les altérations s'étendent, lorsque la protubérance annulaire est attaquée, et que la cinquième et la sixième paire des nerfs ainsi que le facial sont compromis; plus encore lorsque la moelle allongée est atteinte et que cette dernière lésion a produit la paralysie d'un côté des membres et celle du côté opposé de la face.

L'anesthésie dans les affections cérébrales, guérit beaucoup plus lentement ou ne guérit pas du tout.

Un autre avantage, plus important encore que celui qui ressort pour le malade de la résorption immédiate de l'exsudat d'une apoplexie antérieure, c'est l'influence réparatrice qu'exerce la cure sur toute la constitution. L'amélioration éprouvée avant tout par des individus dont la digestion et la nutrition sont dérangées, et qui par ce fait sont prématurément débilités, peut prévenir des attaques postérieures et reculer une dégénérescence graisseuse précoce.

Les accidents apoplectiques sont rares pendant la cure. Un traitement trop énergique, l'eau prise à trop haute dose, les bains non interrompus, dans des cabinets mal aérés et vers le milieu du jour, en sont le plus ordinairement l'occasion. Naturellement, il existe toujours de profondes lésions cérébrales antérieures. Si la méthode employée est irréprochable, l'accident ne peut être prévenu.

Des accidents offrant la même apparence (caducité extrême accompagnée de pâleur de la face) dérivent aussi quelquefois d'un état anémique du cerveau, après les mêmes influences morbides: un peu de repos et le système nerveux ne tarde pas à se remettre.

Ramollissement du cerveau. Dans des cas peu avancés de la maladie, un usage méthodique de l'eau peut modérer la pesanteur de tête qui fatigue le malade et affermir la marche chancelante: les bains pas plus que la boisson ne peuvent être nuisibles. Plus tard, tout résultat est impossible. L'influence avantageuse provient en tout cas d'une amélioration de la digestion et de la nutrition.

Maladies de la moelle épinière.

Tabes dorsalis. Ataxie locomotrice progressive. (Duchenne).

Dans les *faisceaux postérieurs de la moelle épinière*, sans que la tunique en soit atteinte, il se développe peu à peu, par suite de *congestions continues* (Rokitansky, Wedl, Rindfleisch), une formation excessive d'éléments nucléaires et de tissu connectif. La sclérose de la substance médullaire et la destruction des tubes nerveux en sont la conséquence. La dégénérescence parvenue à un degré avancé présente, au sens propre, ce qu'on a nommé la *dégénérescence grise* (Leyden, Traube, Cyon).

Bien que lente, la marche de la maladie est toujours progressive. A la période de l'altération de la sensibilité succède la gêne dans les mouvements, caractérisée par la locomotion irrégulière bien connue, gêne qui souvent dégénère en complète paralysie des membres. Le trouble profond de la nutrition se traduit par un amaigrissement des membres inférieurs et du dos, amaigrissement qui augmente avec le temps et peut devenir extrême.

Il ne peut plus être question de travail réparateur dans

les parties actuellement lésées de la moelle épinière. C'est un fait acquis. Il faut donc éviter toute médication énergique, le traitement par l'électricité comme les cures violentes à des stations de bains que d'habitude les malades fréquentent l'une après l'autre inutilement. Une alimentation tonifiante et un régime de vie convenable, voilà ce qui peut seul promettre quelque succès.

C'est sans doute au début de cette affection que la médecine a le plus de chances d'obtenir quelque bon effet. La transformation ultérieure des congestions en lésions plus profondes doit être évitée. Ici il est nécessaire de s'occuper un peu de la pathogénie de cette maladie.

Comme cause la plus fréquente de cette affection plus répandue chez les hommes que chez les femmes, il faut mentionner d'abord les excès vénériens quelle qu'en soit la nature, particulièrement si l'habitude en remonte à la période de développement. Dans le cours de la maladie, le sujet a souvent encore conscience de cette influence relativement à l'apparition et à l'exaspération des douleurs, des troubles dans la sensibilité, de la faiblesse dans les membres, relativement à l'affaiblissement de la mémoire. De la même source dérivent la perte graduelle du caractère et de l'énergie et l'augmentation progressive de l'irritabilité.

Les excès vénériens, niés très fréquemment au début par les malades, sont souvent avoués plus tard de la manière la plus naïve. Du reste, toute influence nuisible est toujours très relative quant à ses conséquences.

Romberg, Leyden qui a tant contribué à élucider la pathologie de l'affection qui nous occupe, et Benedikt, nient l'importance des excès vénériens. Si cette doctrine devait se répandre parmi le public, les chances d'un traitement fructueux de l'ataxie progressive dans sa première évolution seraient considérablement diminuées.

Sans un sol préparé d'avance, d'autres désordres exercent peu d'influences funestes. Mais dans de pareilles circonstances, même remontant au temps de la jeunesse, des marches forcées, la station prolongée, l'équitation, la torsion mécanique de la colonne vertébrale, la position courbée, çà et là un refroidissement peuvent provoquer la maladie.

Si, à l'apparition des premiers symptômes d'altérations dans la sensibilité et des accidents nerveux qui les accompagnent d'ordinaire, un traitement rationnel est entrepris, le système nerveux peut se rétablir et la dégénérescence grise être prévenue. Le malade doit ensuite éviter soigneusement toute cause débilitante, et ne doit pas être traité comme atteint d'hémorrhoïdes, de rhumatisme, etc., ou abandonné à son sort comme hypocondre.

Ordinairement, on n'a pas encore besoin du courant continu, qui, d'après Remak, Cyon, Benedikt, est surtout un agent principal dans les cas avancés, bien qu'alors la perspective d'une amélioration s'efface toujours plus.

D'après l'histoire de l'origine du tabes, les indications du traitement tiennent très peu à l'effet obtenu par des eaux salines calmantes. A ce point de vue la différence des maladies cérébrales est évidente. La digestion et la nutrition dont l'importance est grande dans ces dernières, n'ont aucun rapport immédiat avec le développement du tabes, bien qu'une affection nerveuse de l'estomac apparaisse souvent comme secondaire.

Cependant les bains de Wiesbade calment les nerfs excités, et apaisent la congestion médullaire. L'eau prise à l'intérieur peut agir favorablement sur quelque catarrhe accidentel des organes digestifs accompagné de fermentations anormales. Une cure douce est la seule qui puisse avoir quelque succès.

Méningite spinale chronique.

Beaucoup plus rare que le tabes, l'affection des enveloppes de la moelle épinière offre un champ moins ingrat à la médication. A quelques exceptions près, une prédisposition doit exister aussi, car dans le tabes, par suite d'une cause intercurrente, apparaissent quelquefois à peu près les mêmes symptômes.

La maladie se déclare toujours rapidement après une fatigue excessive des membres inférieurs, après des marches forcées, un fort refroidissement local, une chute sur les pieds, etc. Des douleurs dorsales fort pénibles tourmentent toujours le malade, et la paralysie qui apparaît rapidement indique un épanchement dans les tuniques médullaires.

Une prompte cure d'eau de Wiesbade avant que de plus grandes modifications se soient accomplies dans cet organe délicat, — et les douleurs pressantes ne permettent guère un renvoi, — promet positivement un résultat favorable.

Les malades observés jusqu'à présent étaient tous à la fleur de l'âge. J'ai cité à cet égard quelques observations particulières dans la 2e édition allemande de cet ouvrage. Muller en relate aussi quelques-unes dans ses »Considérations, etc.«

Paraplégies.

Ces affections, peu fréquentes en elles-mêmes, considérées sous le point de vue balnéologique, n'atteignent que des jeunes gens.

Jusqu'à présent, quelques cas de *paralysie spinale de l'enfance*, chez des jeunes filles, et un cas d'*incapacité de mouvement dans le membre inférieur*, peu *après une scarlatine*, ont été seuls observés ici. Dans ce dernier cas, la maladie chemina bien plus vite que la paralysie spinale n'a coutume de le faire. En ce cas, des symptômes fébriles précèdent généralement: avant que l'affection locale se soit précisée, ils sont tenus pour gastriques ou, à cause des douleurs névralgiques, pour rhumatismaux. Le développement physique toujours défectueux chez les jeunes personnes, peut être considéré comme circonstance prédisposante.

Si, dans la paralysie spinale de l'enfance, le type primitif présente aussi des variétés, par exemple, des paralysies dans les deux membres supérieurs etc., l'état morbide se range néanmoins dans la catégorie des paraplégies.

La base de la maladie est un épanchement souvent rapide dans le canal rachidien.

Après le succès complet de la cure dans les cas cités plus haut, dans les paraplégies, le pronostic est en général d'autant plus favorable, que les jeunes filles en question se développèrent bientôt vigoureusement.

A côté de la cure de boisson et de bains, les douches qui du reste réclament les plus grandes précautions dans les affections de la moelle épinière, devront être nécessairement employées.

Névralgies.

De toutes les maladies, ce sont les névralgies qui ont à Wiesbade le plus de représentants pendant l'été: elles surpassent même les rhumatismes. Il est vrai que la plupart des malades s'imaginent être atteints d'une affection rhumatismale.

L'étiologie des névralgies est encore entourée d'une obscurité profonde.

Leur siége peut être dans les centres nerveux. Une congestion locale au point où le nerf affecté prend naissance, un dépôt quelconque dans la substance médullaire peuvent les provoquer. D'après *la loi du phénomène excentrique,* les doulours sont perçues dans la région cutanée où vient aboutir le nerf. La névralgie ne doit pas naître immédiatement de l'affection centrale; celle-ci peut simplement former la base d'une prédisposition pour une cause occasionnelle, un refroidissement, par exemple.

Les névralgies sont susceptibles de se développer fréquemment dans les *trajets périphériques des nerfs mêmes.* Peut-être des exsudats dans les tuniques des nerfs et leur voisinage contribuent-ils à entretenir la douleur. Il s'agit au moins, ainsi s'expriment Remak et Niemeyer, vraisemblablement d'une perturbation dans la nutrition des nerfs malades. Cependant, il ne peut exister, dans bon nombre de cas, de graves lésions anatomiques, puisque le bain, à lui seul, peut amener la guérison; il ne peut donc être question de l'efficacité spécifique ou interne des eaux salines (voir plus loin). Les névralgies se déclarent souvent précisément, lorsque les nerfs sont superficiels et peu protégés, qu'ils aboutissent à la surface cutanée, qu'ils passent à travers des fissures ou du canal d'un os ou des aponévroses. Dans ces différentes circonstances les nerfs sont exposés aux influences perturbatrices mécaniques dont nous parlerons plus tard.

Les *névralgies réflexes* enfin ne sont nullement rares. Cette forme affecte surtout les femmes, chez lesquelles elles se relient à des affections utérines qui provoquent quelques douleurs vagues, diffuses. On peut expliquer peut-être de la même manière nombre d'autres névralgies qui sont en relation avec des états inflammatoires des reins, du foie, etc.

Les *causes des névralgies*, tant essentielles qu'*occasionnelles*, ne peuvent en beaucoup de cas être clairement expliquées.

Le *refroidissement* provoque-t-il une névralgie, il s'agit, dans les cas bien prononcés, d'un rhumatisme nerveux. Les variations de température ne font bien plus souvent qu'éveiller des douleurs nerveuses quand il y a de fortes prédispositions dans ce sens. Alors cependant le froid n'est pas plus la cause essentielle de la maladie, que la base de celle-ci n'est purement rhumatismale, ainsi qu'on serait porté à le conclure. Aussi les douleurs s'éveillent-elles d'une manière parfaitement identique sous l'influence d'émotions morales, d'efforts, et par l'apparition du flux menstruel. La base nerveuse est ici le point capital.

Une cause féconde de névralgies sont les *influences mécaniques* (coups, pression, chutes, meurtrissures, etc.). Telle est souvent l'origine des névralgies de la sciatique, du thoracicus longus, du trigeminus.

Le *lumbago*, si fréquent et si douloureux, a aussi dans beaucoup de cas une origine mécanique. Quand il est produit par un mouvement brusque, portant à faux (*tour de reins*), il est probable que les nerfs et les vaisseaux ont subi quelque pression dans le canal que forment les deux vertèbres qui ont exécuté le mouvement. Au moment de cette *torsion vertébrale*, un craquement se fait quelquefois entendre, semblable à celui que provoquent d'autres distorsions des articulations. En raison de la participation de quelques vaisseaux, il est facile de penser qu'une congestion peut survenir au point en question, et ce fait peut aussi expliquer la marche rapide que prend assez fréquemment cet état.

L'hypothèse d'un déchirement des muscles est entredite par la courte durée de la maladie, dans un nombre considérable d'observations. En tout cas, même quand il s'agit d'une cause si évidemment mécanique pour le développement du lumbago, la facilité avec laquelle il se déclare chez certaines personnes ne peut guère être expliquée autrement que par une prédisposition, et celle-ci dérive d'une irritation produite par des excès vénériens, ou (chez les femmes) de troubles dans les fonctions utérines, de couches, etc.

Quelquefois aussi, des *tumeurs* ou des *organes enflammés dans l'abdomen* éveillent, par voie de pression, des douleurs névralgiques. On connait ce cas de Bamberger, d'une sciatique occasionnée par une certaine quantité de pepins de fruits accumulés dans le coecum. Des névralgies analogues du nerf sciatique et du crural se présentèrent ici, en relation avec psoïte, aussi coxite, avec affection à l'échancrure sciatique, avec néphrite (perinephritis) chronique, avec cancer ou hépatite chronique. De cette manière la matrice peut, par suite d'une position anormale et d'une hypertrophie (non par action réflexe), donner naissance à la sciatique. Les cas de ce genre observés jusqu'à présent, présentaient quelque irritation et les caractères d'une métrite hémorragique, avec flux menstruel abondant et douloureux, et tout ce qui contribuait à augmenter le mal, comme des bains pris imprudemment, par exemple, augmentait aussi les douleurs. Un cas de sciatique où les deux côtés étaient atteints, reposait aussi sur une descente de matrice.

Les névralgies en particulier et leur marche sous l'influence des eaux de Wiesbade.

La *névralgie trifaciale* sera toujours considérée à part, à cause de son caractère particulier. Le résultat d'une cure de bains ne peut être prévu, il en est de même de toute autre méthode. Les douches ont présenté des avantages: Müller parle aussi de leur utilité. Des faits précis manquent du reste pour les apprécier à leur juste valeur, ainsi que le courant continu que Niemeyer a trouvé efficace.

On rencontre le plus souvent à Wiesbade les *névralgies sciatiques.* Si, au moment de la cure, il ne s'agissait que de douleurs dans les ramifications du nerf sciatique, cependant le lumbago avait précédé chez la plupart des malades, et à plusieurs reprises. L'origine centrale se révèle déjà par ce fait. La moelle épinière est-elle une fois devenue sensible, des causes accidentelles telles qu'un refroidissement général ou local, la pression, les efforts, la station, les marches, et vraisemblablement d'autres encore, amènent de réelles névralgies.

Si l'irritation spinale s'est propagée vers le haut, les membres supérieurs sont-ils le siége de douleurs, l'affection revêt un caractère plus opiniâtre.

Le traitement ne doit pas être dirigé exclusivement en vue de la cause rhumatismale, mais il doit porter sur l'origine centrale, sans que néanmoins les branches affectées, la 2e par exemple soient négligées, parce que l'affection se montre parfois périphérique (Eulenburg). Du reste, une cure bien conduite atteint presque toujours son but.

On voit beaucoup plus rarement la *névralgie crurale*, produite en général par les causes ci-devant énumérées.

A l'égard de la *névralgie intercostale*, il s'agit souvent essentiellement d'une maladie de poitrine, cependant aussi de causes centrales.

On peut en dire autant de la *névralgie cervico-brachiale*. D'autres douleurs nerveuses sont rarement observées.

Dans ces dernières névralgies, le traitement, relativement à la cause occasionnelle, ne s'écarte en rien des principes posés pour la sciatique. Dans les cas où des maladies utérines sont en jeu, la guérison dépend de la possibilité d'améliorer l'affection locale et de la faire disparaître, ce qui réussit assez souvent jusqu'à un certain point. La névralgie intercostale dans des cas d'affections pulmonaires chroniques se modèrent avec la toux; il en est de même de la névralgie en relation avec la maladie néphritique de Bright.

L'anémie est-elle une cause d'irritabilité pour le système nerveux, la méthode curative doit faire un usage modéré des bains et toujours avoir en vue la rénovation constitutionnelle.

Dans le cas où un haut degré d'irritation ou même une

inflammation larvée dans les gaînes des nerfs, exigerait une cure calmante préparatoire, il ne faudrait jamais la négliger.

Il est important, pour la médication, de ne pas perdre de vue le mode d'amélioration que suivent d'ordinaire les névralgies. Ce mode, dans ces affections, ressemble beaucoup à celui des rhumatismes, surtout lorsqu'il existe quelque irritation ou faiblesse nerveuses dans les organes du centre. Les douleurs ne disparaissent que lentement après mainte oscillation. De plus en plus rares, elles sont de moins longue durée, et elles ne s'éveillent plus que sous l'influence d'une cause plus énergique. Pendant la cure, la malade sent disparaître graduellement ses douleurs. Tout écart de la méthode curative strictement tracée par la science, ajourne la guérison, et parfois le manque d'énergie des patients fait échouer le plan le mieux conçu.

Mode d'usage de l'eau minérale. Les bains, ainsi que nous l'ayons déjà dit, peuvent suffire dans un grande nombre de cas, à condition qu'ils soient appliqués avec mesure. Certains indices précis peuvent seuls déterminer l'emploi des douches: celles-ci s'appliquent surtout quand il s'agit de raviver le système nerveux. L'usage interne trouve sa justification dans des considérations accessoires. Il est indiqué dans les troubles digestifs, les affections de la matrice, les maladies de poitrine et la néphrite chronique. Pour se faire une idée claire de la direction à donner à la cure, on n'a qu'à songer au rhumatisme articulaire. Ce n'est pas le nom, le mot rhumatisme, qui réclame l'usage interne, mais bien l'affection articulaire, c'est-à-dire une transsudation reliée à une irritation inflammatoire chronique. Voilà pourquoi les névralgies ne comportent pas un emploi énergique des eaux, ni à l'intérieur, ni à l'extérieur, soit comme bains ou comme douches.

Anesthésies.

Ces désordres de la sensibilité surviennent dans les affections de la moelle épinière comme dans les maladies cérébrales. Si dans ce dernier cas, une attaque d'apoplexie est à l'origine, on n'a pu, jusqu'à présent du moins, constater aucune efficacité par le traitement minéral. Dans toutes les autres circonstances il semblerait, au contraire, que l'anesthésie éprouverait une plus rapide amélioration que la douleur névralgique. On voit de même le fourmillement, dans la sciatique, disparaître bientôt, aussi longtemps que la maladie en est à l'état de congestion, c'est-à-dire encore dans sa première période.

Les *tics nerveux de la face et des paupières*, ainsi que la *paralysie agitans* n'éprouvèrent dans les cas observés jusqu'ici aucune modification.

Affections consécutives à la syphilis.

Les malades atteints d'affections de cette nature sont depuis quelques années en plus grand nombre à Wiesbade, principalement, il est vrai, en raison de leurs douleurs névralgiques.

Les affections syphilitiques avaient donné lieu à des accidents apoplectiques et à une céphalalgie intense ou seulement à celle-ci, à un épaississement indolent du tibia, avec douleurs nocturnes, à une suppuration dans les os de la face. Sous la forme d'inflammation chronique avec douleurs pendant la nuit, les épiphyses de l'avant-bras au poignet se montrèrent atteintes dans un cas.

Par l'application méthodique des eaux minérales de Wiesbade, depuis 1855 d'abord seules, puis combinées avec des frictions mercurielles, et l'été dernier avec des injections de sublimé, l'appréciation définitive l'influence des eaux salées put acquérir une plus grande certitude.

Contre les accidents secondaires d'une infection syphilitique, les eaux de Wiesbade seules ne peuvent suffire, bien qu'au premier abord, il semble qu'on n'ait à faire qu'à une maladie essentiellement exsudative.

L'action d'autres eaux salées est aussi limitée dans cette direction. Dans l'intérêt du malade, il est donc important de ne pas négliger une cure antisyphilitique simultanée. Müller (Considérations) tient aussi pour nécessaire l'usage concomitant de l'iode et de la décoction de Zittmann.

Suivant le procédé employé à Aix-la-Chapelle, je crus

expédient de m'assurer de l'efficacité du mercure: seulement l'été dernier, en échange de la pommade mercurielle en usage à cette station, j'employai les injections de sublimé d'après Levin. Le résultat obtenu fut encourageant.

Sous l'influence d'une cure complète (boisson et bains) la médication mercurielle à tout degré peut être entreprise sans que l'on ait à redouter aucun accident fâcheux, ni même un inconvénient quelconque. Les bains seuls, il est vrai, ne sont pas capables d'enrayer l'effet délétère immédiat du mercure sur le corps, savoir la salivation excessive. Durant l'usage interne de l'eau, au contraire, même dans une médication mercurielle par onctions à haute dose, l'affection buccale est insignifiante; elle augmente, il est vrai, dès que l'on fait usage des injections de sublimé. Même dans ce cas, l'injection d'un liquide assez fort — la douleur demeure la même — ne provoque tout au plus, au commencement de la troisième semaine, que quelques légères affections des gencives, qui n'exigent pas toujours le secours d'un gargarisme au chlorate de potasse.

En tout cas ce résultat est satisfaisant, car Sigmund, Zeissl, Michaelis et Levin recommandent expressément d'éviter la salivation.

En même temps, par l'expérience favorable faite à Wiesbade, l'idée généralement répandue que le soufre est un agent complémentaire nécessaire de la cure d'eaux minérales à Aix-la-Chapelle dans les accidents syhilitiques secondaires, est victorieusement réfutée. C'est au chlorure de sodium que revient ce mérite, comme en général l'efficacité de l'eau.

Ce n'est pas le seul avantage que les malades puissent retirer d'une cure d'eau de Wiesbade. La médication mercurielle unie aux eaux, est incomparablement plus efficace. C'est ce que prouve surabondamment la rapidité de la guérison dans les cas où il s'agit surtout de la suppuration de la peau, par exemple, des dépôts dans les os; c'est ce que démontre encore le changement favorable dans la constitution qui paraît bientôt très visiblement.

Si l'on compare les diverses méthodes, il est hors de doute que la médication par injections a l'avantage sur les frictions mercurielles. L'action, beaucoup plus énergique des injections, ressort déjà de la salivation qui se montre encore modérée, mais qui manque presque totalement pendant les frictions.

Maladies consécutives à l'intoxication saturnine.

Les paralysies des muscles extenseurs de l'avant-bras et de la main s'améliorent considérablement aussi longtemps qu'il n'existe encore aucune dégénérescence graisseuse musculaire. Il est probable que d'autres affections saturnines éprouveront aussi les mêmes effets.

L'eau de Wiesbade considérée dans ses rapports avec les diverses époques de la vie et les tempéraments.

De nombreuses observations ont permis d'établir d'une manière certaine qu'une cure rationnelle complète (boisson et bains) est parfaitement appropriée au *jeune âge*, qu'elle ne saurait influer d'une manière débilitante sur l'organisme encore faible, qu'au contraire, elle tend à favoriser le développement corporel et à le régulariser. Rappelons en passant qu'il y a tout avantage à en faire usage dans les cas où il s'agit de désordres chroniques des organes de la digestion, de catarrhes pulmonaires invétérés, d'un développement incomplet à l'époque de la puberté, de maladies des glandes et des os, de rhumatismes articulaires chez les jeunes personnes et des paralysies spinales de l'enfance.

Autant que dans l'*âge avancé* une régénération de l'organisme entier est possible, on peut attribuer à l'eau de Wiesbade une efficacité réelle sur les vieillards. Les personnes sur lesquelles cet effet est le plus visible, sont les individus, hommes et femmes, chargés d'embonpoint, et qui ont souvent essayé, par une cure de Banting, de diminuer le volume de leur obésité.

Mais ce ne sont pas les seuls qui aient à se louer des eaux de Wiesbade. Aussitôt que le corps atteint un certain âge où les forces commencent à décliner, ou que, soit par suite d'une vie peu réglée, de fatigues excessives, corporelles ou intellectuelles, de négligence dans les soins du corps, la décrépitude arrive prématurément, il est nécessaire de lutter contre ce déclin de la vitalité de l'économie. Les infirmités qui arrivent peu à peu sont mises sur le compte de la goutte ou d'autres maladies analogues, tandis qu'en réalité elles ne dérivent que d'une vitalité moindre provenant d'une manière irrationnelle de vivre, d'un embonpoint excessif, etc. Dans toutes ces circonstances, des bains tièdes sont excellents; par leur effet immédiat sur la peau, ils raniment les fonctions de celle-ci. De même la nutrition, sous l'influence d'une cure méthodique interne, se bonifie considérablement par l'accroissement de l'appétit et l'amélioration de la digestion. Si quelques réserves doivent être gardés dans la cure pour combattre quelque anomalie dans les organes abdominaux, les promenades nécessaires rappellent la facilité de mouvement dans les membres enraidis.

Le contingent de personnes âgées qui se rendent chaque été à Wiesbade, offre de nombreuses occasions de se convaincre du fait que nous venons d'exposer. Venus à Wiesbade pour se réconforter, les hommes d'affaires, rentiers, employés, militaires, etc., rentrent après la cure dans leur sphère d'activité, visiblement fortifiés et rajeunis.

Les avantages qu'une cure d'eau froide rationnelle, des bains de mer, un voyage, etc., présentent aux personnes nerveuses et épuisées, à l'âge où les forces devraient être dans leur plénitude, Wiesbade les offre aussi quand, après une vie active, le moment du repos est arrivé.

Seulement les individus maigres, épuisés par l'âge, font une exception. Ils ont avant tout besoin d'une ravification directe du sang et des nerfs, et ne peuvent se passer des eaux ferrugineuses.

On aurait aussi à constater une efficacité semblable pour les femmes dans l'âge avancé (et l'on voit souvent, en effet une influence très favorable sur leur constitution et non pas seulement dans les cas où leur maladie cède à une cure de Wiesbade), si l'on ne rencontrait pas souvent, du côté des organes génitaux, des obstacles aussi nombreux que puissants, pour qu'il fût possible d'apercevoir en tout temps cet effet.

L'exposé que nous venons de tracer est suffisant pour montrer que le renom des eaux de Wiesbade, comme puissant agent thérapeutique, est bien fondé : en effet leur action s'étend sur tout le cadre nosologique où les eaux salines peuvent être appliquées avec succès. Dans tous les cas, l'eau minérale agit sur les lésions locales, et son action, proportionnée à la nature de celles-ci, est diverse par ce fait, mais jamais elle ne peut avoir pour résultat l'élimination d'une substance morbifique quelconque.

MODE D'ACTION DE L'EAU DE WIESBADE.

D'après ce que nous avons dit de la marche de la guérison dans les diverses maladies sous l'influence de l'eau de Wiesbade, il est possible, par une interprétation circonspecte des phénomènes d'efficacité, de se faire une idée du mode d'action de cette eau. Ceci est d'autant plus important que c'est la meilleure voie pour apprécier justement les indications des eaux de Wiesbade et ce qui pour le malade est plus important encore, c'est la possibilité de diriger sa cure d'après des principes rationnels.

I. Mode d'action de l'eau prise en boisson.

La quantité d'eau à prendre ne peut être déterminée que par la nature de l'état morbide auquel on a à faire. Or, deux grands groupes de maladies peuvent retirer de bons effets de l'eau de Wiesbade :

1⁰ Les catarrhes des organes digestifs avec le siége desquels l'eau entre en contact ;

2⁰ Une série de maladies chroniques très graves, affectant des organes avec lesquels l'eau ne peut communiquer que par l'intermédiaire du système vasculaire.

Pour combattre des troubles digestifs, un catarrhe chronique dans la plupart des cas, soit une inflammation chronique de la muqueuse du tube digestif, de grandes quantités d'eau peuvent tout au plus être momentanément prescrites vu leur effet laxatif; continuées trop longtemps, elles ne feraient qu'augmenter l'irritation préexistante.

Pour combattre toutes les autres maladies mentionnées, il est absolument nécessaire que l'eau minérale passe dans le sang. Or en l'administrant en dose purgative, l'effet interne de cette eau se trouve annulé. Les organes de la digestion ne sont ici que l'intermédiaire par lequel l'eau est amenée dans la circulation sanguine, pour la mettre à même de développer son efficacité dans les phénomènes de nutrition.

Dans ces deux cas, *la méthode purgative ne peut donc avoir de bons résultats*, et ce fait est encore plus évident par l'analyse de la nature de l'action de l'eau. Quand, dans le courant de la cure, l'eau produit un effet laxatif, on se sert ordinairement, pour le désigner, de l'expression complétement incorrecte: *„l'eau agit“*, ce qui induit le malade en erreur et lui fait faire fausse route.

Il est d'observation que l'eau minérale prise à doses modérées est toujours plus efficace qu'à hautes doses. Du reste, elle n'a nullement cette tendance purgative qu'on lui attribue souvent: le fait que, malgré le grand nombre des malades, les environs de la source sont privés des *arrangements* que nécessiterait un tel effet, le prouve surabondamment. Si, au début de la cure, on juge bon d'activer les évacuations alvines, l'eau ne tarde pas néanmoins à montrer sa bénignité d'action, d'où il suit que, pour les cas exceptionnels qui exigent temporairement la méthode purgative, on a toujours dû, à Wiesbade, recourir à d'autres agents thérapeutiques ou à d'autres eaux minérales. Le contenu salin modéré de l'eau n'est pas à même d'irriter suffisamment les intestins, tandis que d'un autre côté sa température est un puissant obstacle à cet effet drastique. Heureusement que l'efficacité de l'eau de Wiesbade ne dépend nullement d'une propriété laxative quelconque, car sa petite quantité d'acide carbonique ne serait pas en état de contrebalancer une pareille influence sur les organes de la digestion.

La question capitale dans l'examen du mode d'action des eaux de Wiesbade, ne peut être que la suivante: *Quelles modifications subissent sous son influence les désordres locaux qui sont à la base des divers états morbides?* C'est ce que nous allons essayer d'exposer en ayant égard, en même temps, aux différentes excrétions.

Avant tout, faisons remarquer qu'à propros de beaucoup de maladies, l'expérience a prouvé que l'eau de Wiesbade appliquée dans la période d'irritation aiguë est nuisible. Elle ne peut, comme toute autre eau minérale, trouver quelque emploi que dans les états non fiévreux, dans les affections chroniques.

1. Action sur l'appareil digestif.

Dans le catarrhe chronique de l'estomac, comme dans le cas où il se relie à un ulcère, et dans les affections intestinales chroniques, la jaunisse, ou la disposition aux diarrhées, une application rationnelle de l'eau de Wiesbade, d'après ce que nous avons exposé, met d'abord fin au développement excessif de gaz. *Son action s'oppose* donc visiblement *à l'état morbide de la digestion, à la fermentation anormale.* Sans doute cette efficacité provient du chlorure de sodium. Aussi nécessaire qu'est ce dernier dans la fermentation ordinaire pour la régler, de même, employé en quantité appropriée, il modère sûrement une anomalie de la digestion. Ce fait correspond à ce qu'a trouvé Falk expérimentalement que, après l'ingestion du sel, il ne se forme aucune flatuosité dans l'estomac ni dans les intestins. Si donc, sous cette influence anti-fermentative de l'eau minérale, l'effet nuisible qui résulte du contenu anormal de l'estomac sur les parois de ce viscère cesse, les altérations des tissus de l'estomac cesseront d'elles-mêmes moyennant un genre de vie convenable. Au bout de quelques jours l'appétit renaît, la soif est modérée et l'ordre se rétablit peu à peu dans les fonctions alvines.

Il n'est pas question d'une réaction alcaline de l'eau de Wiesbade : son contenu en carbonate n'est nullement proportionné à la quantité de chlorure de sodium qu'elle renferme. L'élimination de l'acidité ne porterait au fond que sur le résultat final de la digestion morbide, tandis que l'agent de cette élimination n'agirait pas alors comme régulateur et ne pourrait préparer que très incomplétement la voie à la guérison de l'affection essentielle. L'opinion de Gerhardt, exprimée à l'occasion du traitement de l'ulcère de l'estomac, que les médicaments alcalins employés dans cette affection ont l'efficacité la plus prononcée contre l'état catarrhal chronique concomitant, n'est nullement constatée par l'influence favorable de l'eau de Wiesbade. Que l'on pense à l'eau de Weilbach. Si celle-ci, selon l'opinion de HELFFT qui passe sous silence les phénomènes d'action caractéristiques de cette eau sulfureuse, doit son efficacité à la petite quantité de soude qu'elle contient, son utilité dans les catarrhes chroniques de l'estomac devrait être plus grande qu'elle ne l'est en effet, d'autant plus qu'elle réveille en général l'appétit plus qu'aucune autre eau minérale. Dans le catarrhe chronique de l'estomac, l'efficacité de l'eau de Wiesbade se fait si rapidement sentir, elle éveille un appétit si prononcé, qu'un contenu de soude pourrait à peine l'augmenter.

Pour expliquer l'influence salutaire de l'eau de Wiesbade sur l'activité fonctionnelle de l'estomac dans le catarrhe chronique, il n'est pas nécessaire, à ce que nous avons vu, d'admettre que la digestion soit activée. Les phénomènes qui y coopèrent échappent naturellement à l'observation pendant l'usage de l'eau. Cependant, la supposition que l'eau minérale favorise la digestion par son contenu salin, peut être justifiée. Des quantités modérées de chlorure de sodium favorisent la transformation des substances albumineuses dans l'estomac: c'est ce que les expériences de digestion artificielle de LEHMANN, et les expériences d'alimentation de BOUSSINGAULT sur les animaux ont établi. Comme l'eau minérale est ingérée dans l'estomac avant les repas, cette action se relierait moins, d'après le mode de son influence antiseptique, à la présence immédiate de l'eau minérale dans l'estomac, qu'au transport du sel dans le sang, d'où il passe dans l'appareil glandulaire de l'estomac et parvient dans les produits sécrétoires.

Une fois entrée dans le sang, l'eau minérale a probablement encore une influence avantageuse dans les catarrhes de l'estomac en ce sens que, ainsi que nous allons le voir, elle contribue à dissiper l'épaississement de la muqueuse stomacale. Mais sans doute cette action, aussi bien que la propriété de favoriser la digestion des matières albumineuses, est inférieure à la vertu directement antiseptique de l'eau de Wiesbade dans la guérison des catarrhes chroniques, et l'opinion énoncée. il y a un instant, qu'après la disparition de la fermentation morbide les tissus des organes de la digestion reviennent d'eux mêmes à leur état normal, correspond visiblement aux phénomènes d'action.

Le fait que l'eau de Wiesbade guérit des catarrhes chroniques malgré son manque d'acide carbonique, prouve que ce dernier n'est pas nécessaire dans la médication, et que, dans les autres eaux minérales salées où il se rencontre, on ne peut lui attribuer aucune propriété curative à cet égard. A quel point il peut utilement intervenir, cela ressort de l'expérience que fournissent les catarrhes de l'estomac chez les personnes affaiblies et sujettes à la dyspepsie nerveuse. Dans ces cas, l'eau de Wiesbade ne peut être supportée, parce qu'elle manque précisément de la propriété vivifiante de l'acide carbonique.

Il manque encore à l'eau de Wiesbade des sels plus essentiellement purgatifs. Sa prompte efficacité dans les troubles digestifs n'augmenterait cependant pas par la présence de ces sels, car ils exercent ordinairement quelque chose de plus qu'une action digestive, ils irritent l'estomac et l'intestin et accélèrent outre mesure le mouvement du bol alimentaire. Voilà pourquoi à l'occasion de la composition de l'eau de Wiesbade, nous avons dit qu'en raison même de la simplicité de cette composition, elle pouvait l'emporter sur les autres sources salées.

Après la guérison du catarrhe de l'estomac, l'ulcère, s'il en existait un, reste encore à cicatriser: c'est l'affaire de la force vitale; le rétablissement ne peut prendre aucune autre voie que celle que tout traitement indique.

La guérison de l'ictère et du catarrhe intestinal chroniques chemine lentement, pour les raisons exposées plus haut, parce que l'eau ne pénètre pas directement sur les points affectés. Dans ces cas, l'amélioration ressort d'une part, de la guérison du catarrhe concomitant de l'estomac, en suite de laquelle la digestion redevient normale: d'autre part, selon toute probabilité, de l'influence que l'eau minérale, une fois entrée dans la circulation, exerce sur le foie et les intestins.

Au rétablissement d'une digestion normale, on doit sans doute rapporter aussi l'influence favorable qu'éprouve, sous l'action de l'eau de Wiesbade, un développement corporel incomplet et retardé dans les années de la jeunesse. Il est très commun de rencontrer des troubles digestifs remontant à l'enfance, à côté d'autres affections qui en résultent. La nutrition une fois réglée, le développement reprend sa marche normale.

De la même façon, les personnes âgées voient leur constitution se fortifier par une cure d'eau de Wiesbade en conséquence de l'amélioration des phénomènes de digestion. L'efficacité de la cure se voit chez les vieillards pendant le traitement même, tandis que dans la jeunesse ses effets ne se montrent complétement que plusieurs mois plus tard, dans le développement énergique de la constitution.

2. Mode d'action de l'eau de Wiesbade après son passage dans le sang.

Si le but qu'on se propose par l'application de l'eau minérale en boisson est d'en faciliter le passage de l'estomac dans la circulation, alors on voit apparaître, dans les lésions locales, des modifications que l'on pourrait nommer phénomènes *d'action profonde*. Pour une série de maladies graves, mais sans rapports directs avec la digestion, et contre lesquelles l'eau de Wiesbade était jusqu'à présent exclusivement employée, cette action profonde est de la plus grande importance. Malgré leur différence apparente, on doit supposer que dans toutes ces maladies (à l'exception des affections syphilitiques et saturnines), l'influence salutaire de l'eau prise à l'intérieur dérive d'un mode identique d'action. En effet, si l'on examine ces maladies à fond, on trouve toujours une *lésion organique locale de même nature* : quelque tuméfaction résultant d'un état inflammatoire ou, en d'autres termes, un *exsudat* qui, comme l'état morbide primitif, est tantôt plus, tantôt moins apparent.

Les exsudats visibles de cette catégorie sont :

L'enflure des articulations et du périoste y compris le callus exubérant par suite d'inflammations simples (arthrite et périostite), de luxations, de fractures et de plaies de toute espèce ;

Les tumeurs articulaires analogues à ces enflures et qui proviennent du rhumatisme, ou d'un accès de goutte après la formation de la matière goutteuse dans les jointures ;

Les engorgements des ganglions lymphatiques et du sein ;

Les exsudats dans l'abdomen consécutifs à des affections inflammatoires intestinales et utérines ; les engorgements de la matrice, particulièrement après des maladies puerpérales ;

L'infiltration du tissu cutané dérivant de phlébites, d'érysipèles et de certaines dermatoses chroniques ;

L'épaississement et le ramollissement de la muqueuse gutturale dans la vraie inflammation chronique du gosier.

L'exsudation est moins démontrable et doit par ce fait être plus souvent déduite d'affections antérieures ; elle repose aussi en partie sur une autre base dans les catarrhes chroniques des voies respiratoires, dans la néphrite et l'hépatite chroniques, dans le rhumatisme nerveux et les névralgies.

L'amélioration qu'apporte, à tous ces états morbides, l'eau de Wiesbade, — plus rapide avec le concours des bains, lesquels suffisent même pour un degré peu avancé de mainte affection, — l'amélioration, disons-nous, arrive tantôt plus vite et sous des phénomènes frappants, tantôt elle se fait attendre. En première ligne cette différence dépend de la nature et de l'âge de l'exsudat, s'il est encore relié à quelque état inflammatoire et susceptible de changement, ou s'il est déjà parvenu à un degré avancé, et enfin de son étendue. Ce qui influe aussi, à cet égard d'une manière positive, c'est la structure anatomique de la partie affectée, les rapports de celle-ci avec la circulation sanguine, et son activité fonctionnelle. Le degré de force des sujets n'est pas moins important. D'autre part, le mode d'application de l'eau minérale peut en favoriser le passage dans le sang ou y mettre obstacle. De même aussi, la conduite du malade peut encore soutenir le travail de la nature ou s'y opposer, abstraction faite, que ce travail ne peut jamais être violemment amené par un traitement quelconque.

Il n'est pas facile de donner une explication bien satisfaisante de ce mode d'action, et pourtant il serait très important qu'on pût y parvenir, car l'application de l'eau minérale reposerait alors sur une base bien plus solide.

On a supposé que les matières de l'exsudat étaient résorbées, mais on n'a pas démontré de quelle manière ce phénomène s'exécutait, comment l'eau minérale, d'après la marche que suit la métamorphose régressive dans le cours de la vie et dans les maladies, principalement pour éliminer quelque produit d'exsudation, amène une dégénérescence graisseuse. Une sécrétion plus abondante de matière organique par l'intermédiaire des reins, se prononcerait en faveur de ce travail de régression.

De semblables produits dans les sécrétions se manifestent cependant aussi après l'application de l'eau minérale, dans des cas où il n'y a pas d'exsudats, c'est-à-dire dans des cas où il n'est question d'aucune métamorphose régressive, — dans des expériences physiologiques sur un corps en parfaite santé par exemple. On peut dire, en général, que tout travail organique doit avoir pour résultat, non-seulement des modifications progressives et régressives dans la nutrition, mais encore des produits identiques d'excrétion, parce que les organes sont constitués de substances identiques. C'est pourquoi les divers agents thérapeutiques et les diverses eaux minérales semblent favoriser dans le même sens les phénomènes de nutrition, bien que les unes et les autres aient des actions différentes; leurs résultats divers ne peuvent donc être complétement exprimés par cette formule: Accélération du travail de nutrition. Il y a plus, l'eau de Wiesbade montre dans les excrétions des modifications que, dans le sens ordinaire, on considère comme accélération des phénomènes de nutrition, mais elle livre aussi des observations qui ne sont pas d'accord avec ce point de vue, par exemple dans le fait que l'acide urique qui manque dans certaines maladies, ne se reproduit pas pendant la cure, tandis que dans d'autres affections l'oxalate de chaux reste dans l'urine.

Ainsi la considération des matières excrémentitielles n'apprend rien sur la destinée des lésions locales dans les maladies : de même que l'action fondamentale de l'eau de Wiesbade ne peut consister dans une accélération de la nutrition en général, encore moins dans quelque influence salutaire sur tel ou tel organe sécrétoire.

L'action de l'eau minérale doit se relier plutôt étroitement à la question à résoudre, la guérison des lésions locales; elle doit donc être locale. Ce rapport entre la maladie et l'agent thérapeutique n'est cependant directement évident que dans certains cas spéciaux. L'urine, dans les néphrites avancées reste toujours pâle, d'après ce que nous avons dit, demeure trouble dans le catarrhe vésical, parce que l'eau de Wiesbade est sans influence sur ces affections. Par contre, les dépôts d'urate de sodium disparaissent dans le catarrhe intestinal, etc., à mesure que l'eau agit sur les organes affectés. De cette manière, dans les années de la ménopause, lorsqu'il existe certaines altérations locales, la menstruation fait toujours éruption trop vite et trop fortement sous l'influence du seul usage interne de l'eau de Wiesbade: celui-ci est-il suspendu et repris, le flux menstruel revient bientôt. Il faut surtout mentionner la disparition de symptômes morbides, dont le siége est quelque autre partie du corps, la disparition qui dépend de la guérison des lésions organiques primaires. On voit souvent, par exemple, des douleurs nerveuses à la suite de quelques affections de la matrice s'améliorer, quand celles-ci ont éprouvé les bons effets de l'eau minérale.

Or, le mode d'action de l'eau minérale s'explique plus facilement par une diminution de la transsudation à la place affectée. Le phénomène de la résorption reviendrait alors, comme partout, à l'activité vitale de l'organisme. La métamorphose régressive pendant la cure prend aussi tout-à-fait la voie qu'elle suit quand elle est laissée à elle-même. Dans les engorgements glandulaires, par exemple, d'après ce que nous avons exposé précédemment, c'est le tissu cellulaire qui relie les glandes en masses plus ou moins considérables, qui est le premier modifié. Evidemment ce sont les substances transsudées en abondance, les noyaux et les cellules incomplets, qui subissent la métamorphose régressive. C'est en elles essentiellement que s'accomplit ce phénomène organique, comme dans la guérison spontanée.

Dans la marche ordinaire de la résorption des exsudats, il est déjà nécessaire qu'une diminution de la sécrétion précède tout mouvement rétrograde : toute tentative pour aider cette métamorphose régressive doit avoir le même point de départ. Nous avons fait remarquer en outre, à plusieurs reprises, que cette métamorphose s'accomplit mieux aussi longtemps que la maladie n'a pas atteint tout son développement, et qu'il existe encore quelque irritation. La résorption, si elle a lieu, s'exécute de même — point sur lequel nous avons également insisté — après quelque temps d'usage de l'eau minérale, beaucoup plus énergiquement, quand une fois l'exsudation a commencé à diminuer d'une manière notable ou a cessé. D'après cette supposition, le mode d'action de l'eau minérale ressemblerait en quelque sorte à celle de la pression du bandage, qui favorise aussi la résorption, en ce sens qu'elle ne permet plus d'épanchement.

Que le résultat de l'action de l'eau de Wiesbade puisse être une diminution de la transsudation, c'est ce que prouvent d'autres phénomènes qui dénotent une influence restrictive. Nous voyons par exemple diminuer rapidement la suppuration, si elle accompagne les inflammations chroniques des ganglions et des os ; les crachats, dans les maladies de poitrine, sont bientôt moins abondants, et le sang, dans les expectorations et dans l'urine, disparaît. Ajoutons encore que la transpiration morbide cesse, que le flux menstruel dans les circonstances ordinaires devient plus faible et que la quantité de l'urine diminue quelque peu.

De cette manière s'explique en outre facilement l'amaigrissement des malades pendant la cure, malgré l'augmentation de l'appétit, l'amélioration du teint, et le bien-être quoique l'eau minérale ne produise pas d'évacuations excessives. Cet amaigrissement ne se rencontre pas seulement à ce que dit de Karlsbad Seegen, chez les individus obèses, mais généralement, et il se manifeste de la façon la plus frappante dans les cas où il y a bouffissure du visage et de la peau. Dans des cas de ce genre, il s'agit sans doute de limiter une transsudation excessive de matière intercellulaire, bien que celle-ci ne puisse être distinguée qu'à certaines places après son accumulation.

On peut aussi voir naturellement l'influence restrictive de l'eau de Wiesbade, quand celle-ci ne convient pas aux cas dans lesquelles on l'emploie et où, par conséquent, elle est contre-indiquée. Appliquée en trop grande quantité, sans avoir provoqué des évacuations alvines abondantes ou quelque sécrétion particulière, l'eau minérale est en état de retarder la nutrition peu à peu et d'affaiblir. Cela a lieu plus facilement et même avec de faibles doses, quand le malade est déjà débilité avant la cure. Dans de semblables circonstances, la constipation existante ne disparaît pas, au contraire elle augmente et, dans la jeunesse, le flux cataménial est retardé ou diminué, tandis qu'au contraire, à l'époque de la ménopause, il tend à devenir excessif. A l'occasion des affections chroniques des intestins, des maladies des reins et de la vessie, et particulièrement des nerfs et de la moelle épinière, nous avons mentionné de semblables résultats de l'usage interne de l'eau.

D'après ces données, l'action profonde de l'eau de Wiesbade correspondrait étroitement à sa propriété antiseptique dans les troubles de la digestion.

On peut, sans courir le risque d'être contredit, attribuer l'ensemble de l'efficacité au contenu salin de l'eau de Wiesbade, au chlorure de sodium. Nous venons de mettre en évidence l'importance du rôle que, relativement à la digestion, ce sel joue dans l'économie. Par une sorte de propriété restrictive il s'oppose, dans le sang, en présence de l'albumine (Robin et Verdeil), à la dissolution des globules rouges dans le sérum (J. Muller).

Peu actif dans les formations nouvelles, il sert probablement au maintien de l'échange physique des matériaux de nutrition, car il est connu qu'on ne trouve, dans la lymphe du sang, dans le sérum, presque que des sels de soude et spécialement du chlorure de sodium; qu'au contraire, dans les tissus, comme aussi dans les cellules sanguines qui se rapprochent en quelque manière de ces derniers, dans les globules rouges, on ne rencontre exclusivement que des sels de potassium. Cette particularité de la composition du fluide sanguin doit être d'une grande valeur pour la régularisation des phénomènes organiques de nutrition, de transsudation en particulier.

Le chlorure de sodium uni plutôt mécaniquement avec le liquide sanguin, s'en sépare facilement dans toutes les sécrétions et surtout quand ces sécrétions ont lieu sous des influences morbides: la sueur, les diarrhées, les sécrétions pulmonaires, les mucosités nasales, etc. Il résulte de cette circonstance même une altération manifeste de l'échange normal des substances liquides de l'organisme, et la transsudation, alors non réglée, devient excessive. C'est là un fait que prouvent surabondamment les observations pathologiques. Une nouvelle addition de sel dans les états morbides chroniques qui rentrent dans ce cadre, est, d'après l'expérience, le moyen le plus efficace pour limiter la transsudation comme pour en prévenir les suites fâcheuses.

Le chlorure de sodium a donc, pour les phénomènes de la vie organique, une valeur qui se relie directement à *l'action antitranssudative de l'eau de Wiesbade dans les maladies.* Cette action est d'ailleurs la même que celle que le chlorure de sodium, dans son emploi technique, exerce sur les substances organiques: restrictive, antifermentative et antiseptique. Partout la même, action indivisible.

D'après ce que nous venons d'exposer, *l'action fondamentale de l'eau de Wiesbade prise à l'intérieur, est double.*

Après son ingestion dans l'estomac, elle améliore et relève la digestion; par ce fait, elle guérit non-seulement les *affections des organes digestifs,* mais, par la *nutrition devenue plus complète et par la restitution des forces vitales*, elle contribue essentiellement à la *guérison des affections chroniques en général,* de même qu'elle *favorise, dans la jeunesse, le développement normal du corps et retarde, dans les années du déclin de la vie, les progrès des métamorphoses régressives.*

Transportée dans le sang, *l'eau de Wiesbade modifie les*

procédés mécaniques dans l'échange des matériaux de nutrition, c'est-à-dire régularise la transsudation, s'oppose, avant tout, à une transsudation excessive et favorise par là même la métamorphose et la résorption des exsudats. De ce fait résulte son importance toute particulière dans les cas de résidus *d'inflammations ordinaires, dans les maladies des glandes, des os et des articulations; dans les rhumatismes, la goutte, les indurations cutanées, etc.*

Cependant l'action profonde n'est pas encore épuisée. *A la guérison d'une lésion locale,* qui peut-être n'était pas directement engagée dans la question, *peuvent encore se rattacher des conséquences favorables. A mesure qu'une maladie de la matrice s'améliore, disparaissent en même temps les affections gastriques et nerveuses qui en dépendent; une maladie de poitrine qui était entretenue par elles, est enrayée; l'arthritis deformans, en relation positive avec un état morbide des fonctions génitales, s'arrête et prend une allure plus satisfaisante.* C'est à tort que l'on croit alors que ces dernières maladies, contre lesquelles précisément on avait employé l'eau minérale, ont été *directement* guéries par elle.

On a, jusqu'à présent, accordé trop peu d'importance à cette action secondaire des médicaments en général; cependant, en la négligeant, il n'est pas possible de se rendre compte du mode d'action ni d'en conclure les indications.

D'après l'analyse de l'action profonde de l'eau de Wiesbade, on ne peut y relier son efficacité dans les *maladies saturnines chroniques. Cette efficacité est probablement de nature purement chimique.* Ici se relie aussi étroitement l'avantage de l'eau minérale dans le traitement mercuriel des maladies syphilitiques secondaires. Le chlore du chlorure de sodium forme du moins avec le plomb la combinaison la plus soluble en comparaison des autres médicaments chimiques, et ne trouve pas, dans le corps, comme le soufre des eaux sulfureuses, une autre substance — le fer — avec laquelle il puisse se combiner. Pour la dissolution des dépôts saturnins et l'élimination du métal, les eaux minérales salines méritent en tout cas la plus grande considération. Le chlorure de sodium est aussi, d'après ce qui a été dit, l'élément de l'eau de Wiesbade dont le passage dans le sang prévient les suites fâcheuses du mercure dans le traitement des syphilis.

En dernier lieu, il ne faut pas oublier que *l'eau de Wiesbade, dans l'administration interne, n'excite pas,* comme on l'avance souvent, probablement en n'ayant égard qu'à la *haute température des sources.* Cette température n'étant admise que dans un nombre fort restreint de cas, et encore en petites doses, ce fantôme de chaleur perd déjà de son effroi. Mais pour qui veut être persuadé de l'innocuité de l'eau de Wiesbade quant à sa propriété échauffante, qu'il pense aux résultats excellents obtenus par son moyen dans les affections du coeur, particulièrement dans l'angine de poitrine, dans les maladies cérébrales, après l'apoplexie, même le ramollissement, et à son utilité chez les vieillards aussi bien que chez les enfants.

Un usage immodéré pourrait tout au plus enrayer la nutrition et affaiblir ainsi le corps; cependant c'est l'affaire de la méthode, et à Wiesbade, des suites fâcheuses de cette nature sont à peine possibles, au moins bien plus rares que dans les sources salines plus fortes.

II. Mode d'action des bains.

Influence de l'eau.

L'examen de l'action des bains conduit naturellement à l'évaluation de l'importance de la peau pour le corps. Comme enveloppe externe de celui-ci, c'est un organe sécrétoire important muni d'innombrables glandes adipeuses et sudoripares. Les dernières amènent à la surface un liquide chargé seulement de quelques sels. L'eau sécrétée en 24 heures atteint environ le double de la quantité que dégagent les poumons. Il s'échappe en outre de la peau un peu d'acide carbonique.

Ce que la peau reçoit de l'extérieur se réduit, dans les circonstances ordinaires, à quelque peu d'oxygène atmosphérique, dont la quantité est inférieure à celle de l'acide carbonique exhalé.

Tandis que l'acide carbonique et l'eau des sécrétions cutanées se répandent aux alentours, les sels, essentiellement sels de potassium, demeurent sur la peau, ainsi que les débris des couches cornées externes dont la surface s'écaille constamment; la poussière flottant dans l'atmosphère vient s'y joindre et la couche de matières qui s'accumulent sur la peau, augmente d'épaisseur. Les ouvertures des glandes s'obstruent ainsi plus ou moins et la fonction sécrétoire cutanée est altérée.

Tout traitement de la peau par l'eau, la purifie des matières accumulées à sa surface et contribue essentiellement à en faciliter les fonctions. Il va sans dire que l'eau de Wiesbade possède cette propriété générale détergeante et au même degré. La température y ajouterait encore quelque chose, plutôt que le chlorure de sodium qui ne saurait dissoudre les matières encombrantes; l'emploi d'une éponge devient donc un complément nécessaire.

Importance de la température.

L'effet direct et même le plus important des bains chauds est l'effet de leur température. Que cette chaleur soit naturelle ou artificielle, peu importe, *ce qui est capital, c'est le degré de cette chaleur. Les bains à Wiesbade étant administrés en moyenne à la température de 27° R., même fréquemment de 26°*, il suffira d'examiner les phénomènes en relation avec ce degré.

Au tronc, la température de la peau se rapproche de celle du sang, entre 29 — 30° R., tandis qu'elle s'abaisse dans les membres à 26 et même 25,5° ce qui donne, pour le corps, une température moyenne de 27,3° R. (J. Davy).

Dans les bains entiers qui sont les plus usités à Wiesbade, la température de l'eau demeure donc généralement au-dessous de cette moyenne, et tandis que les membres éprouvent une légère sensation de chaleur, le tronc ne ressent presque rien. Pendant le bain, le corps se rafraîchit en tout cas, et d'autant plus que la température de l'eau s'abaisse toujours quelque peu. *Dans des conditions pareilles, l'excitation et l'échauffement ne sont nullement possibles.*

La première impression frappe, comme cela se conçoit, les nerfs extrêmement sensibles de la peau, lesquels sont munis de nombreuses papilles tactiles et la traversent en tous sens. Cette impression se communique, de proche en proche, à tout le système nerveux et provoque un *sentiment de calme bienfaisant*. La circulation sanguine qui se ralentit proportionnellement et le pouls qui s'abaisse de 5 à 10 pulsations, sont autant de signes de l'influence sédative qui se manifeste aussi par un besoin de sommeil se faisant sentir pendant le temps de repos que l'usage a si rationnellement introduit.

Ici on peut voir combien il est *important que l'eau de Wiesbade ne renferme pas une plus grande quantité d'acide carbonique*. S'il en était autrement, le caractère de ses bains serait totalement modifié dans le sens contraire. De même que les bains de toutes les eaux minérales de cette nature, ses bains deviendraient des *bains gazeux excitants*.

Sous l'influence sédative de ces bains méthodiquement appliqués on voit se calmer peu à peu *l'excitation du système nerveux* et par suite les douleurs névralgiques du lumbago, de la sciatique, de la dysurie, etc. Dans les affections simples de cette nature, l'application externe de l'eau minérale peut à elle seule amener la guérison.

L'influence sédative s'étend-elle sur *les exsudats et les tuméfactions consécutifs à des inflammations*, un adoucissement salutaire se produit aussi dans l'état d'irritation qui les accompagne. Par là, la tendance médicatrice de la nature est soutenue, et la métamorphose régressive des exsudats rendue possible, quoique celle-ci se fasse plus lentement par les bains seuls, que lorsqu'ils sont secondés par l'administration interne de l'eau.

En deuxième ligne, les bains à la température moyenne de la peau ont une puissante influence sur *la répartition du sang dans cette dernière et dans tout l'organisme*. Un réseau vasculaire étendu, des veines considérables sillonnent le tissu cutané et le tissu cellulaire sous-jacent. En raison de l'abaissement de température des membres dans la vie ordinaire, et de l'épaississement cutané qui en résulte, il n'y afflue pas la quantité de sang que les vaisseaux pourraient contenir. Un réchauffement des membres dans le bain doit donc provoquer nécessairement une dilatation de leurs vaisseaux et une plus forte accumulation du sang. Or on remarque aussi quelque gonflement de la peau et une légère rougeur.

D'où il résulte, vu les conditions particulières du système vasculaire, une autre répartition du sang dans le corps, une *dérivation du sang des parties internes*, qui peut donner occasion à une anémie cérébrale et amener une syncope. La raison de la rareté de ce phénomène, ainsi que de la véritable apoplexie, réside dans le degré de température des bains, généralement si proportionné.

Cette *modification dans la répartition du sang* exerce une salutaire influence sur les *douleurs*, les *crampes*, les *paralysies* (*paraplégies*), reconnaissant pour cause un *état congestif* ou *de pléthore sanguine des centres nerveux*, en particulier de la *moelle épinière*. Des émissions sanguines agissent bien de la même manière, mais leur effet n'est pas de durée, comme celui qu'on obtient par l'emploi méthodique des bains, et souvent elles affaiblissent trop.

Il est difficile de dire si cette influence dérivative a quelque effet sur la résolution des exsudats, mais l'apaisement de l'excitation dont nous avons parlé auparavant, semblerait plutôt y contribuer, parce qu'une chaleur douce agit déjà de la même façon dissolvante.

A cette bienfaisante efficacité de la chaleur vient *s'opposer un désavantage* dans certaines affections. Il est facile de comprendre qu'un état de *grande faiblesse nerveuse ne cède pas* à cette action sédative. L'avancement ordinaire du flux menstruel est déjà provoqué par la congestion qui résulte des bains chauds. Dans les cas où quelque irritation locale existe en même temps, il est encore plus hâté, de façon que des indispositions inattendues peuvent accompagner ce phénomène physiologique.

Quelle est l'influence des sels?

Contrairement à l'opinion qui régnait jadis, il est aujourd'hui prouvé qu'une *très faible quantité, des traces tout au plus des principes constituants fixes de toute eau minérale pénètre dans le corps dans un bain de 27° R.* D'après Parisot, on ne peut attendre l'absorption que d'une très faible quantité des substances susceptibles de nettoyer la peau de son enduit graisseux par dissolution. Si ce résultat négatif pour le fer, ainsi que le rapporte Cl. Bernard, ne paraissait pas étonnant, cependant les *sels neutres, si solubles en général, comme le chlorure de sodium,* n'ont laissé, après le bain, que des quantités insignifiantes (Waller, Villemin, Rosenthal) ou même *aucune trace dans les produits des sécrétions* (Madden, C. G. Lehmann, Parisot). Une preuve concluante sous ce rapport se trouve aussi dans l'observation que nous avons faite sur la nullité de l'influence exercée par les bains d'eau de Wiesbade (comparativement à l'eau prise à l'intérieur) sur le flux de salive dans le traitement mercuriel.

Comme l'application interne représente déjà sur grande échelle l'action des principes fixes des eaux minérales, la perte que l'observation exacte a fait subir à l'idée jadis admise de l'efficacité des bains, ne saurait être de grande importance, car on ne s'expliquait alors leur valeur que par l'absorption directe des substances contenues en dissolution dans l'eau.

Par contre, la science moderne a attiré l'attention sur la pénétration des sels dans le tissu cutané, dont ils peuvent modifier les fonctions. Le reste est encore à trouver; une telle action ne peut cependant avoir une grande portée.

Si, par conséquent, on ne peut attendre directement des bains, par leur contenu salin, ni un auxiliaire pour l'action interne de la cure de boisson, ni un surrogat pour celle-ci, il est néanmoins incontestable que *l'eau minérale produit sur la peau un effet salutaire* qui est dû *aux sels.* C'est ainsi que leur bienfaisante influence se manifeste dans les éruptions cutanées chroniques et d'une manière plus frappante dans les *ulcères de la peau*, les *plaies suppurantes* d'un caractère indolent, en particulier dans les *suppurations des os* (carie) qui se sont fait jour à la surface, dans les *blessures d'armes à feu*, en général dans toutes les lésions externes chroniques. Les *ulcérations* et les *granulations du col de la matrice* sont aussi rapidement enrayées quand le traitement local est soutenu par l'usage des bains.

C'est par une *action irritative* que l'eau agit sur les surfaces tuméfiées indolentes, car si celles-ci sont très sensibles, les bains sont contre-indiqués par suite de l'influence nuisible qu'ils exercent alors. Comme expression de cette propriété excitante on voit la peau, quand elle est irritable de nature, rougir sensiblement, et des sueurs dépendant d'une flaccidité prononcée disparaître par les bains.

La rapide guérison des surfaces suppurantes dépend encore d'une deuxième action des bains: *l'eau minérale limite et arrête la fermentation des liquides sanieux qui se détachent des plaies.* C'est dans un sens analogue que dernièrement O. Weber a proposé avec raison son eau saline pour les pansements.

Le *mode d'action des eaux de Wiesbade, si peu chargées de gaz carbonique, administrées en bains à une température de 27° R.*, et de manière à éviter toute influence trop débilitante, peut maintenant se formuler comme suit:

Les bains augmentent l'activité fonctionnelle de la peau;
Calment le système nerveux sans produire d'excitation;
Détournent le sang des parties internes;
Excitent légèrement la peau ainsi que les surfaces suppurantes qui y correspondent, et agissent sur elles d'une façon antiseptique prononcée.

Importance de l'augmentation méthodique de l'activité naturelle de la peau.

Dans le résumée précédent du mode d'action des bains, nous n'avons pas mentionné l'influence détergeante de l'eau elle-même, nous avons seulement parlé d'une augmentation de l'activité cutanée, parce que tel est le résultat de toute culture méthodique de la peau, d'autant plus que la température des bains contribue sans doute à cet effet par un afflux de sang plus considérable à la périphérie et peut-être aussi, dans un moindre degré, les sels qui pénètrent dans le tissu. Entretenue méthodiquement et pendant plusieurs semaines, une sécrétion plus abondante par la peau dont la fonction naturelle consiste, comme on le sait, non pas dans la sueur, mais dans la transpiration insensible, amène nécessairement *une accélération de l'échange des matériaux de nutrition.* Le besoin d'une nourriture plus abondante et comme résultat final une modification profonde et une amélioration de l'hématose, aussi bien que de la nutrition.

L'importance que par ce fait les bains doivent avoir dans les affections chroniques est évidente. Souvent la guérison échoue justement par le manque de force et d'énergie vitale. Aussi l'expérience prouve-t-elle que le rétablissement est dans un certain rapport direct avec la rénovation corporelle. En même temps que les bains favorisent cette dernière, ils contribuent essentiellement à faire disparaître des lésions chroniques locales.

Les gens du monde pourront peut-être se faire plus facilement une juste idée de l'importance d'une culture méthodique de la peau, s'ils pensent aux avantages des bains quotidiens dans les premières années de la vie, usage qui avec les progrès de la civilisation, pénètre peu à peu dans les classes populaires. Une série de maladies de l'enfance, telles que les éruptions cutanées, les accidents dits scrofuleux, le rachitis, les inflammations cérébrales ont été par là essentiellement limitées. La diminution même que la mortalité a évidemment subie de nos jours chez les enfants, paraît être en relation avec cet usage plus général des bains. Si la culture de la peau était faite d'une manière plus méthodique et plus logique, il est certain que les avantages en seraient sans contredit plus considérables et plus généraux.

Ce fait devient plus évident encore par les derniers relevés statistiques de l'influence des établissements de bains publics sur la classe ouvrière des grandes villes. Institués d'abord à Londres, ils avaient au bout d'un an, et sans qu'on pût faire entrer en ligne de compte aucune autre influence concomitante, produit des résultats surprenants : le nombre des cas de maladies dans les hospices qui livraient ces bains à bas prix, était sonsidérablement tombé.

Si Liebig voit dans l'usage du savon la mesure du degré de civilisation d'un peuple, la propagation de la culture régulière de la peau peut servir à meilleur droit encore à cette évaluation. Il est même plus nécessaire de consacrer au corps un soin assidu que de changer de linge: il faut, pour nous servir d'une expression populaire mais parfaitement juste, »le mettre de temps en temps à la lessive.« Du reste, toute méthode est à sa place: la plus simple est la meilleure. Des procédés spéciaux peuvent tout au plus être justifiés par des circonstances accessoires: aussi dans le traitement hydrothérapique, outre la méthode stricte, la culture de la peau est le gain capital.

L'effet salutaire des bains tièdes réguliers que nous venons d'expliquer, c'est-à-dire l'augmentation de l'échange des matériaux dans la vie organique, ne saurait augmenter si les principes fixes de l'eau minérale étaient absorbés par la peau pendant le bain. L'utilité des bains n'est donc nullement diminuée par le fait que leur *action générale,* aussi importante dans les maladies chroniques, ne doit rien au concours des sels.

Les sueurs sont-elles salutaires?

Penser qu'une influence salutaire du bain soit de provoquer la sueur, c'est vouloir conduire la fonction cutanée dans une fausse voie, abstraction faite que la transpiration insensible éprouve un ralentissement notable aussitôt que la sueur couvre la surface cutanée.

Jusqu'à présent, on n'a pas même essayé de préciser en quelle mesure les sueurs salutaires provoquent les métamorphoses nécessaires dans une affection locale. Et puis les substances azotées, précisément les plus importantes, qui se développent dans ces métamorphoses régressives de lésions organiques, peuvent-elles être charriées abondamment par la sueur? La peau n'est pas la voie normale d'une élimination de cette nature. Funke estime, il est vrai, de 10 à 15 grammes la quantité d'azote éliminée par jour dans la transpiration, mais ce chiffre ne repose vraisemblablement que sur un seul calcul: dans la sueur recueillie dans la caisse de bain où le contrôle est facile, Winternitz du moins n'a pas trouvé de trace d'azote. Les reins étant particulièrement chargés de cette fonction, ils continuent d'agir aussi dans les états morbides. Il est impossible par une accélération des fonctions cutanées d'arriver au renversement de l'ordre de ces phénomènes organiques. Si, dans certaines affections, des sueurs abondantes peuvent avoir des conséquences salutaires, pour l'élimination de résidus d'exsudats elles sont tout à fait sans action.

Quant aux maladies mêmes rentrant dans le cadre nosologique des eaux de Wiesbade, il n'en est pas qui puissent se promettre quelque sérieuse utilité d'une transpiration provoquée à dessein. Relativement au rhumatisme, on n'a pu réussir à découvrir dans l'organisme une matière morbide spécifique, pas plus que cette soi-disant âcreté dans les dermatoses, ou que cette altération scrofuleuse du sang à laquelle on croyait jadis et dont nous avons parlé en son lieu. Les idées surannées conformes à ce point de vue ne peuvent donc plus régler le traitement d'affections chroniques de cette espèce, particulièrement des rhumatismes, ni justifier l'emploi d'une médication par la sueur. Quiconque suit, à Wiesbade, sans idées préconçues, la marche des rhumatismes sous l'influence des bains, a suffisamment l'occasion de se convaincre de l'inutilité d'une pareille méthode, et même de ses dangers. Quant à la goutte, nous avons déjà dit expressément que l'urate de sodium ne passe jamais dans la transpiration, et par conséquent une augmentation artificielle de celle-ci demeure sans résultat à cet égard.

Pour combattre des lésions chroniques, qui sont, en définitive, les seules en question dans une station thermale, un traitement diaphorétique ne pourrait naturellement pas se baser sur l'admission d'une altération précédente de l'activité fonctionnelle de la peau. Dans les maladies fébriles même, c'est à peine si l'on peut dire que les sueurs aient quelque bonne influence; c'est déjà en contradiction avec l'évolution permanente des phénomènes organiques. Aussi peut-on remarquer, et plus facilement dans les maladies graves, que quelques légers symptômes d'amélioration précèdent de 1 ou 2 jours l'apparition de la sueur, mais celle-ci en est l'effet et non pas la cause. C'est de la même façon qu'après un travail excessif, l'excrétion des substances azotées provenant des matériaux organiques usés, élève toujours quelques heures plus tard, le contenu azoté de l'urine. On voit que les excrétions ne peuvent augmenter que lorsque la circulation est redevenue libre, aussi bien dans l'état physiologique que dans l'état pathologique. Du reste la sueur, dans les maladies aiguës, à moins d'avoir été provoquée à dessein, n'est pas si fréquente. Mais ce sujet ne peut être discuté ici avec plus de détails.

Nouvelles douleurs pendant la cure.

C'est ici le lieu de mentionner un phénomène qui n'est pas sans importance et dont l'interprétation a peut-être jadis conduit à l'idée de faire servir les bains de moyen particulier pour provoquer la sueur. Pendant l'usage de ceux-ci, il arrive parfois que chez les malades atteints de rhumatisme articulaire et nerveux, aussi chez ceux qui souffrent de névralgies, et surtout de l'arthritis deformans, il arrive disons-nous, que de nouvelles douleurs se font sentir dans les parties encore malades ou qui l'ont été antérieurement. De là le dicton qui règne à Wiesbade : *L'eau agit : elle attaque la maladie ; elle expulse la matière morbigène.*

Ces douleurs apparaissent assez souvent avec accroissement de l'enflure des jointures, avec une élévation de température et avec des symptômes généraux. Qui pourrait méconnaître que maintenant il s'agit d'une véritable aggravation provenant évidemment d'un nouveau refroidissement? De semblables accès survenaient déjà chez les malades depuis le commencement de leur maladie, de même que chez des rhumatisants, de simples lavages éveillent ordinairement d'abord les douleurs, sans que personne les considère comme quelque chose de nécessaire pour la guérison.

D'après le principe scientifique que l'effet d'un agent thérapeutique quelconque commence à se développer dès l'instant que cet agent est entré en contact avec le corps, que cet effet, du reste, ne soit complet qu'après des jours et des semaines, on devrait voir apparaître dès le commencement des bains et dans tous les cas ces signes si visibles d'une prétendue influence salutaire. Mais ces douleurs surviennent égalcment au début de la cure, pendant le cours de celle-ci ou à la fin. D'après leur apparition, le traitement peut bien cheminer à volonté, on les voit néanmoins plus souvent s'éveiller sans qu'aucun effet ait été produit : l'affection subit mainte oscillation, soit que l'eau en elle-même ne convienne pas ou que par une application mal entendue, elle ne puisse développer son efficacité.

Les douleurs se réveillent d'autant plus aisément que la place affectée est encore irritable ou plus accessible aux influence délétères, comme le gros orteil, par exemple, à la pression pendant le mouvement : cette recrudescence est encore en relation directe avec la sensibilité du malade et sa manière de vivre. Si, chez les femmes, la période menstruelle est près du commencement de la cure, a-t-elle un rapport spécial avec la maladie, ou a-t-elle subi quelque altération par le voyage, dans ce cas, les bains provoquent presque toujours de nouvelles douleurs. Quiconque procède par une cure sudorifique ou d'une manière trop énergique, est plus exposé à ces nouveaux accès. Un cabinet de bain, chaud, plein de vapeur, peut contribuer à les provoquer. Enfin, elles se réveillent plus volontiers par le mauvais temps.

Le fait que, dans une cure conduite avec les précautions nécessaires, une amélioration graduelle se fait sentir dès le début, est la meilleure réfutation du préjugé en vertu duquel le retour des douleurs est un pronostic favorable. Au contraire, cette dernière circonstance retarde toujours la guérison et amène souvent une interruption forcée des bains lorsque la surexcitation est portée à un certain degré. Le malade n'en retire donc aucune utilité, c'est pour lui une perte de temps.

Au lieu de le bercer de la douce illusion que l'eau manifeste de cette manière sa vertu curative, on ferait beaucoup mieux de le prévenir au début de la cure, alors que les premières impressions ont un si puissant effet, des influences nuisibles auxquelles il peut être exposé et qui peuvent lui amener ces inconvénients. De cette façon, non-seulement on rendrait service au malade, ce qui est la chose principale, mais encore à la station thermale elle-même en augmentant le nombre des cures heureuses.

Malheureusement, de semblables accidents ne peuvent toujours s'éviter. La maladie est-elle encore trop près de sa période aiguë au moment de la cure, les récidives sont à craindre. Le temps peut être défavorable, ou bien encore c'est un refroidissement, ou tel autre chose qu'on ne saurait prévoir.

Assurément nulle part en médecine, le patient ne supporterait tranquillement ce procédé homoeopathique qui augmente ses douleurs sous le prétexte de les diminuer ensuite. Et néanmoins, ce préjugé irrationnel se perpétue de génération en génération: preuve décisive du peu d'influence que les médecins ont, à Wiesbade, sur ce qui a rapport à la direction des cures. En tout cas, c'est le malade qui en subit la peine, si comptant sur cette soi-disant bonne influence de l'eau, il consent à être torturé par les douleurs dont il vient se délivrer.

Rapport entre l'administration externe (bains) et interne (boisson) de l'eau.

Pour atteindre plus vite un résultat complet, l'application interne de l'eau marche ordinairement de pair avec les bains. Quelques détails sur la concordance de ces deux procédés quant à leur action, et en général sur leur valeur relative, sont par conséquent tout à fait de rigueur. L'eau en boisson et les bains agissent, il est vrai, d'après un mode différent, mais le résultat final est très souvent identique. C'est ce dont l'observateur peut aisément se convaincre, s'il a suivi attentivement ce qui précède. Les eaux de Wiesbade s'administrent donc avec avantage simultanément sous cette double forme dans la majorité des cas.

Tandis que prise à l'intérieur l'eau limite la transsudation du sang, et que les bains, par leur propriété sédative, apaisent l'irritation qui reste encore d'une inflammation antérieure; l'une et les autres se réunissent pour agir efficacement sur les exsudats et les tuméfactions locales. Les rhumatismes chroniques, la goutte, les engorgements des glandes, certaines maladies des femmes, les exsudats dans le péritoine, en ressentent les bienfaisantes influences. L'action médicatrice de l'application interne se lie directement dans ces cas à la médication naturelle, les bains tendent au même but, mais ils l'atteignent par un détour.

Ceux-ci néanmoins en tempérant, comme les fomentations tièdes, une irritation locale, apportent souvent dans les cas de douleurs nerveuses un soulagement que l'eau prise à l'intérieur ne saurait produire. Celle-ci est encore inférieure aux bains, quand il s'agit d'ulcères suppurants.

Dans les troubles digestifs chroniques, l'usage interne est assurément le point capital. Contre les diarrhées rebelles les bains cependant sont un adjuvant précieux par l'influence qu'ils exercent sur la peau. Leur emploi devient encore plus important dans les cas où il s'agit de fortifier simultanément la constitution, dans l'enfance comme dans la vieillesse, quand quelque état morbide exige l'usage interne.

Importance de l'administration interne et des bains.

Comparativement à l'application interne, les bains ont sans doute une importance beaucoup plus générale.

Reliée qu'elle est à de certaines substances, l'efficacité de l'eau prise à l'intérieur est exactement limitée et par sa nature et par le but. Toujours le résultat s'appuie sur un état morbide local. Des modifications dans la nutrition générale ne forment pas le point de départ de cette action, mais bien sa conséquence. Par contre, en augmentant l'activité fonctionnelle de la peau, les bains influent tout à fait généralement sur les phénomènes de nutrition, leur influence sédative même embrasse l'ensemble du système nerveux et la circulation du sang : il n'y a que le rapport entre les sels et la peau qui soit tout à fait spécial.

Cette importance générale des bains correspond parfaitement à ce fait que l'eau, en elle-même, et la chaleur, comme nous l'avons dit plus haut, sont les principaux agents, et que les principes minéraux ne viennent qu'en sous-ordre. Ce fait explique tout naturellement cette observation pratique, que les eaux minérales les plus différentes *appliquées en bains d'une manière identique,* sont capables de guérir les mêmes maladies. Un exemple suffit pour rappeler ce fait. Les sources dites indifférentes, qui ne contiennent presque aucun principe minéralisateur, guérissent, comme les bains d'eau douce, les rhumatismes chroniques aussi bien que les eaux salines, sulfureuses ou alcalines naturelles.

Il est vrai que cette action générale des bains trouve souvent ses limites dans certaines lésions locales où l'usage interne peut seul avoir une efficacité définitive. Même à Wiesbade, les exsudats inflammatoires et les engorgements ne se dissipent que lentement ou pas du tout par les bains, tandis que l'usage interne provoquant la métamorphose régressive, la mène à fin, plus rapidement il est vrai, avec le secours des bains.

L'efficacité spécifique de toutes les eaux minérales, c'est un fait incontestable, est toujours en relation intime avec l'application interne et correspond exactement aux principes constituants de ces eaux.

Les bains de Wiesbade appartiennent à la catégorie des bains sédatifs.

C'est l'importance du sujet qui nous force à revenir encore une fois sur ce point à la fin des considérations sur l'efficacité des eaux de Wiesbade.

Nous avons suffisamment expliqué pourquoi des bains à 27 et souvent à 26° R. de cette eau minérale si peu chargée d'acide carbonique, agissent d'une manière calmante sur l'organisme humain et par là toute idée d'une propriété excitante doit être abandonnée. Mais d'où vient-il qu'à Wiesbade la méthode douce dans l'application des bains et leur durée se soit fixée avec le temps ? Cela tient-il aussi à l'influence climatérique ?

Wiesbade comme station thermale aussi loin que remontent les données historiques, doit sa renommée à la tradition ainsi que ses doctrines médicales. La science n'y est jamais intervenue activement. Dans toutes les stations thermales d'une haute antiquité, les expériences se lient tout d'abord à l'usage des bains. Or, pour Wiesbade, les heureux effets de ses eaux dans les cas de rhumatisme ressortirent avec une évidence convainquante, ils devinrent peu à peu l'occasion de considérer, pour toutes les maladies accompagnées de douleurs, qui ont tant d'affinité les unes avec les autres, les sources thermales comme une véritable panacée. Nous avons vu comment ce fait a concentré presque exclusivement ici un nombre considérable de malades atteints de vrais rhumatismes et de névralgies de toute espèce.

Or la nature de ces maladies, la faiblesse nerveuse qui accompagne si souvent les névralgies, et, dans les rhumatismes articulaires, les restes d'inflammation chronique dérivant d'un accès précédent, ces circonstances ne devaient-elles pas pousser tout naturellement à donner généralement aux bains une température modérée ? Car une température élevée empire nécessairement les affections articulaires, tout en épuisant, dans l'autre cas, le peu de forces qui existe encore. De plus, la haute température estivale du lieu ne permet pas de dépasser certaines limites à çet égard.

Ainsi naquit à Wiesbade l'usage *d'assurer aux bains une action calmante* en leur donnant une température très modérée. C'est assurément un singulier contraste avec la grande chaleur naturelle des sources !

Il serait bien temps de reconnaître ce véritable état de choses dans les écrits médicaux comme dans la science. Attribuer aux bains de Wiesbade une propriété excitante ne peut plus être qu'un préjugé.

Ceci explique encore pourquoi d'autres sources qui guérissent des maladies analogues à celles dans lesquelles les eaux de Wiesbade se montrent efficaces, présentent néanmoins souvent des divergences. Ce fait provient de la différence de méthode de l'application des bains quant à la température. Portés à une température au-dessus de la moyenne de la peau (27,3° R.), ils revêtent un caractère excitant. Il est possible que dans ce cas, certaines circonstances locales telles qu'un air plus frais, l'altitude du lieu, aient souvent agi d'une manière décisive. A *Teplitz,* entre autres, on se baigne à 28° R. ; à *Wildbad,* l'eau à sa température naturelle de 28 — 29° R. est employée telle quelle ; il en est de même à *Gastein,* à *Pfeffers-Ragatz,* souvent aussi à *Louèche,* où encore maintenant les bains prolongés sont en vigueur. Pour *Karlsbad*, la température des bains est de 25 à 30° R., mais plus souvent au-dessus de 27°. A *Aix-la-Chapelle* on va fréquemment de 26 jusqu'à 28° R.

Si les sources de ces stations contiennent de l'acide carbonique, il est facile de comprendre quelle modification peut survenir dans l'effet des bains, et par conséquent dans la manière de les administrer. A Karlsbad, par exemple, on a plus rarement recours aux douches qu'à Wiesbade où, plus opportunes, elles sont depuis longtemps en usage.

Il n'est pas rare qu'à Wiesbade on ait à lutter contre la chaleur de l'air et du sol dans les étés chauds, pour assurer aux bains leur efficacité sédative. L'aménagement des maisons de bains ne satisfait pas toujours non plus aux exigences de la science à cet égard. On craint encore de rompre avec l'antique tradition en appliquant des procédés artificiels pour se procurer de l'eau minérale froide en quantité suffisante.

III. Mode d'action des douches.

Dans beaucoup de maladies, les simples bains entiers d'eau de Wiesbade ne suffisent pas pour l'usage externe: des douches appliquées simultanément accélèrent la guérison.

Un jet du diamètre d'un tuyau de plume est dirigé avec plus ou moins de force sur une partie donnée du corps où il fonctionne pendant un temps qui varie selon les cas. Un grand nombre de jets très minces forment la douche en pluie.

Appliquée de cette manière, la douche agit par une irritation sur la partie qu'elle atteint, c'est-à-dire sur la peau et les parties immédiatement sous-jacentes. Pendant qu'elle fonctionne, la peau devient douloureuse et se rubéfie, puis se tuméfie légèrement. Une douche un peu trop énergique peut amener même une lésion cutanée superficielle et une ecchymose, ou en d'autres termes, les *caractères d'une irritation mécanique de la peau.* Ordinairement cette irritation, même provenant d'une douche énergique, dirigée avec justesse et qui n'est pas exagérée, se dissipe bientôt.

La douche, relativement à son influence sur le corps, est représentée par la friction de la peau, l'onction de celle-ci avec des onguents (où la friction constitue souvent le point principal), par les vésicatoires, par l'électricité, par les bains de mer, dont l'avantage, outre une température basse, non relâchante, mais légèrement tonifiante, repose essentiellement sur le choc de la vague. La douche se distingue des excitants ordinaires de la peau, des épipastiques, etc., par le degré d'énergie qu'on peut lui donner de façon à proportionner l'intensité de son action avec les exigences du cas, et cela sans altérer la peau et sans produire d'excoriation. Des substances médicamenteuses ne concourent pas à l'action. Comparées à ces procédés, les douches revendiquent la préférence et se placent le plus près de l'électricité, avec laquelle, dans mainte affection, elles se partagent le champ de l'application. On peut reconnaître, dans la névralgie trifaciale, l'analogie des deux agents. Contre cette affection, il est d'expérience, à Wiesbade, que les douches, tout comme le courant continu, ont eu d'excellents effets. Dans la vie ordinaire, l'appareil nécessaire pour l'application des douches en rend l'emploi difficile.

Les douches ne sont naturellement *indiquées* que dans les cas où il s'agit de provoquer une irritation locale intense ou légère et superficielle. Des exsudats dans les articulations et d'autres tuméfactions, ainsi que certains cas de maladies nerveuses, forment essentiellement l'objet de leur application.

L'expérience met en relief leur efficacité spécialement dans le *traitement d'engorgements locaux et d'augmentation de volume des organes*, consécutifs à des inflammations chroniques où les parties affectées sont accessibles. Aussi les douches jouent-elles un rôle important dans le traitement des maladies des membres.

D'une part, il faut supposer que l'inflammation originale est en grande partie apaisée et que l'affection locale a revêtu un caractère indolent, et d'autre part, que l'exsudat n'a pas encore été transformé en tissu conjonctif, ou comme on a coutume de le dire, n'est pas arrivé à l'induration. En vérité, l'expérience nous apprend que le résultat est plus rapide et plus étendu, s'il existe encore quelque activité vitale dans les phénomènes locaux, et qu'une action modérée de la douche suffit. Le même fait s'est reproduit en mainte occasion pour l'emploi de l'usage interne et pour les bains.

Un haut degré d'irritation préexistante exclut naturellement les douches; elles ne peuvent, dans de pareilles circonstances, qu'empirer la maladie.

Parmi les affections articulaires, celles des bourses muqueuses, et surtout celle de la partie supérieure du genou, ressentent le plus rapidement le bon effet des douches. Il en est de même pour les résidus d'un rhumatisme monoarticulaire, lequel aussi a le plus souvent son siége au genou. Dans ces deux cas, une application immédiate des douches, dès le début de la cure, constitue un gain de temps.

Nous avons déjà fait remarquer que les articulations qui font entendre un craquement pendant les mouvements du membre ne peuvent espérer quelque notable amélioration des douches, bien que cette affection soit ordinairement limitée à une articulation; néanmoins ce sont les douches qui méritent encore dans ce cas le plus de confiance.

Leur emploi ne peut être jugé d'après la même mesure dans les rhumatismes polyarticulaires. Il suffit de rappeler en passant les causes d'où dérive précisément la tendance au changement de l'affection locale, pour arriver à la conviction qu'une médication énergique ne peut ici mener à rien. Que peuvent-elles produire en effet si toute espèce d'infirmités du côté de la constitution, l'anémie, si des maladies utérines, des affections des reins, l'époque de développement, etc., ont eu une influence prépondérante? Aussi longtemps que l'affection rhumatismale a la tendance à changer de place, on doit se garder des douches. N'y a-t-il qu'un petit nombre d'articulations affectées et la douleur est-elle plus fixe, il est encore bon d'attendre au moins quelque peu l'effet de la cure interne et externe, afin de s'assurer si cette dernière ne provoque peut-être pas quelque nouvelle excitation. Cependant, comme moyen de raviver le système nerveux (voir le groupe prochain), les douches peuvent quelquefois intervenir heureusement dans la médication de maints rhumatismes polyarticulaires. Un épuisement nerveux prononcé dérivant de la moelle épinière est-il à la base de l'état morbide, et comme conséquence, des douleurs de nature plus névralgique se sont-elles concentrées sur les articulations, l'expérience a démontré que les douches sont alors d'un emploi peu sûr.

Elles doivent en outre être complétement laissées de côté dans l'arthritis deformans. La nature spécifique de cette affection les interdit d'une manière absolue.

Elles ont d'autre part, et à bon droit, une haute valeur contre l'ankylose par inactivité et dans la roideur des jointures dérivant de luxations.

Dans les cas d'épaississement des tuniques vasculaires et d'obstruction des veines dans les membres, avec infiltrations cellulaires, dans les engorgements des glandes, les exsudats dans la cavité de l'abdomen, dans les tuméfactions de la rate, les douches rendent aussi de bons services.

Des maladies du système nerveux qui appartiennent à cette catégorie, il faut mentionner les états reliés à de véritables exsudats: paralysie spinale de l'enfance, paraplégies, suites de méningite spinale. Les douches trouvent dans ces cas un champ fertile pour leur efficacité.

Dans les affections articulaires, notamment au début de la cure, les douches peuvent quelquefois exaspérer les douleurs, comme cela a lieu après le mouvement. Cependant il est bien rare que cette irritation tarde à disparaître, d'autant plus que, entre toutes ces circonstances, après chaque douche, le repos et le séjour au lit, plus prolongé qu'après le bain simple, doivent être et sont généralement rigoureusement observés.

Les douches conviennent encore pour *un second groupe de maladies* et peuvent même souvent amener un résultat plus rapide que dans les affections précédemment énumérées, sans que les lésions locales puissent être saisies dans leur rapport avec l'agent thérapeutique, et que leur nature soit toujours connue. Il s'agit essentiellement des affections nerveuses, de la faiblesse et de l'épuisement général. Alors il n'est besoin ordinairement que d'une douche légère, et l'on évitera ainsi une action énergique sous le rapport du doute où l'on serait quant à la nature de la maladie. L'expérience seule peut ainsi diriger l'application; il n'est pas toujours possible d'éviter les méprises.

On doit se tenir en garde de supposer, sans autres motifs que des douleurs opiniâtres, l'existence du rhumatisme ou même de la goutte, et d'avoir alors recours aux douches pour forcer la guérison, si des bains peut-être inopportuns étaient demeurés sans résultat.

Beaucoup de douleurs nerveuses s'apaisent déjà sous l'influence sédative des bains entiers, en tout cas plus rapidement sans l'excitation de la douche. Elles sont pourtant si fréquemment d'origine centrale, que prétendre obtenir la guérison en s'attachant aux douleurs externes, excentriques, ce serait perdre de vue la nature même de l'affection. Chaque cas mérite le plus sérieux examen.

Parmi les névralgies, le tic douloureux de la face, ainsi que la névralgie cervico-occipitale dite torticolis, permettent, d'après les observations de Müller et ma propre expérience, l'application la plus libre. L'effet correspond souvent à l'attente.

Dans les affections de l'épine dorsale (sans exsudat appréciable) les douches exigent la plus grande prudence. Elles peuvent, tout au plus, être employées pour vivifier les forces épuisées, et au commencement de la maladie. Dans ce cas, le système nerveux a subi quelque influence débilitante par des excès vénériens, des marches forcées, aussi par des couches trop fréquentes, etc. S'il existe ici plus qu'une congestion sanguine, la mobilité a déjà diminué; une atrophie musculaire prononcée fait supposer une maladie plus profonde, les douches sont absolument hors de place.

Les affections cérébrales commandent les mêmes réserves, si elles ont conduit à quelque paralysie.

Jusqu'à présent on n'a pu expliquer la manière dont *se produit le bon résultat de la douche*. Des exsudats accessibles au toucher laissent voir, après quelque temps, une diminution de volume. S'agit-il d'une simple hypersécrétion, comme par exemple dans les affections des bourses muqueuses, d'une sorte d'état passif, où, par suite du relâchement des vaisseaux, une congestion sanguine est à la base, l'irritation produite par les douches peut préparer la résorption en ce sens qu'elle combat le relâchement vasculaire et que la circulation redevient normale. C'est avec l'influence qu'exerce la pression d'un bandage sur certaines tuméfactions inflammatoires, que cette action de la douche a le plus de rapport.

Des exsudats solides ne peuvent naturellement disparaître sans la métamorphose régressive ordinaire. Les masses épanchées doivent recevoir des douches une tendance à se transformer, à se décomposer par dégénérescence graisseuse, pour pouvoir être absorbées. Peut-être n'est-il pas inutile de rappeler le mode d'après lequel »le brisement forcé« dans les ankyloses, par suite d'inflammations articulaires, ouvre la voie à la guérison. L'inflammation traumatique de la capsule synoviale (Synovitis) doit alors revendiquer l'heureux effet (Volkmann). Ici comme là, la partie la plus importante de la transformation de l'exsudat revient en tout cas à l'organisme. Il ne peut être question d'une vertu résolvante des douches.

Les bains de vapeur.

Il est très rare qu'à Wiesbade l'occasion se présente d'observer l'effet des bains de vapeur. Si leur emploi n'a pas été ordonné au malade avant son arrivée, on ne trouve presque aucune règle pour leur prescription, si ce n'est l'inefficacité des bains ordinaires. Il n'est donc pas possible, sur une base aussi peu sûre et avec des observations si peu nombreuses, de pouvoir donner une idée, même approximative, de leur juste valeur.

La peau est encore ici l'organe dont l'activité reçoit l'influence la plus directe et qui éprouve quelque modification. Le résultat final se rapprochera de celui des bains simples quoiqu'au début on constate quelque excitation. Il ne faut naturellement pas chercher leur efficacité pour les affections rhumatismales dans l'élimination par la peau, d'une substance morbifique, qui aurait été répercutée par le refroidissement. Il ne faut pas davantage comparer les bains de vapeur en usage à Wiesbade, aux bains russes où une douche froide termine l'opération et où l'effet précédemment produit sur la peau éprouve une influence tout opposée, de manière que les nerfs cutanés subissent une excitation énergique.

Le champ à explorer est vaste encore, mais il est douteux que les résultats puissent entrer en balance avec ceux bien éprouvés des bains entiers et des douches. Du reste l'usage des bains de vapeur s'est perdu à peu à Wiesbade, de façon que les appareils, à l'exception d'un fort petit nombre relégués dans quelques maisons de bain, ont disparu. Où une action douce et calmante, éloignée de toute excitation, est si appropriée à la plupart des maladies à traiter, les bains de vapeur, essentiellement excitants, seraient peu à leur place.

Saturation. Action consécutive.

Comme phénomène important pendant la cure, on parle encore de la saturation de l'eau minérale, et après la fin du traitement, d'une action consécutive favorable. Cette expression n'est plus aussi répandue que jadis, où des principes plus rigoureux dirigeaient l'application des eaux, et en vertu desquels, malgré la devise du médecin: »C'est la nature qui guérit«, on cherchait par une médication beaucoup plus active à obtenir la guérison: plus d'un malade espère encore de l'effet consécutif, le résultat qu'il n'a pas atteint pendant la cure.

Saturation et action consécutive sont dans un étroit rapport de causalité. L'influence funeste de la première sur l'effet de la cure et le malentendu qui s'attache à la locution »action consécutive« demandent une explication.

On juge que le point de *saturation* est atteint lorsque, à un certain moment de la cure, on voit se déclarer des troubles dans la digestion, une excitation jusqu'à l'état fébrile et un malaise général. Ces accidents n'ont rien de commun avec l'affection première qui a nécessité le traitement thermal.

Ces cas de saturation se rencontrent bien à Wiesbade chez les malades qui, suivant une certaine coutume, entreprennent la cure de leur propre mouvement et sans demander de directions à un médecin de la station. Une cure ainsi pratiquée, sans mesure, sans règle et sans but, provoque naturellement et assez vite, des catarrhes gastriques et intestinaux aigus, avec leurs suites nécessaires, perte d'appétit, etc., puis arrivent une excitation vasculaire, l'insomnie, l'affaissement général et l'impossibilité de se remettre et la caducité. Si, au contraire, la cure est dirigée d'après une vue claire de la maladie et de l'action des eaux, elle peut se prolonger non-seulement plusieurs semaines au-delà du terme habituel, sans troubles aucuns, sans nulle incommodité, mais dans les cas qui le réclament, des mois entiers. Les malades atteints de la poitrine font en général avec succès une de ces cures prolongées pour dissiper les débuts des symptômes menaçants; de même les enfants dont le développement est retardé, éprouvent un grand avantage d'une cure de cette espèce. En observant ces cas chez des individus doués d'une si grande excitabilité, on acquiert sans doute la persuasion que l'apparition des symptômes de saturation plus haut décrits, qui ne sont nullement un fait général, et qui maintenant sont plus rares, ne peuvent être attribués qu'au traitement médical.

Dans les remarques précédentes nous avons encore mentionné un effet qui effleure l'état dit de saturation. L'usage interne peut, dans certaines circonstances, arrêter visiblement la nutrition; déjà de médiocres quantités d'eau peuvent produire cet effet, si les malades sont affaiblis et impressionnables. On voit, par exemple, dans des cas de maladies de poitrine avec symptômes de tuberculisation subaiguë à toutes les sources salines, les malades s'affaiblir, perdre l'appétit, etc., sans que du côté de l'eau minérale des accidents de caractère affaiblissant soient provoqués. Supposer un arrêt de la nutrition par le chlorure de sodium, c'est être dans le vrai.

Donc, ce qui à Wiesbade, et en général aux sources salines est compris sous le nom de saturation, se rattache partie à des cas de maladies semblables aux derniers que nous avons cités, qui n'ont à attendre aucun heureux effet d'une médication de ce genre, partie à une cure mal dirigée soit quant à la quantité d'eau, soit quant à l'application continue des bains.

En général dans les eaux minérales les plus diverses de composition, la saturation provient uniquement de l'inopportunité de la cure. La base varie naturellement selon la différence du principe minéralisant qui domine. Des eaux sulfureuses peuvent trop délayer le sang, ce qui a lieu quelquefois très rapidement dans les années de développement, s'il existe une tendance à la chlorose. Leurs antipodes, les eaux ferrugineuses, qui doivent à l'acide carbonique une grande partie de leur efficacité, excitent souvent outre mesure, principalement dans les cas d'irritations locales, comme cela a lieu dans mainte affection utérine. Les eaux alcalines, se rapprochant des antiphlogistiques modérés, attaquent dans certaines circonstances la digestion et la nutrition de manière que l'urine devient alcaline, etc.

En tant que la saturation provient d'une usage inapproprié de l'eau minérale, elle est en étroite liaison avec *l'action consécutive*. Le corps a-t-il été, par une mauvaise méthode, privé de toute activité et de restitution organique. la maladie du reste guérissable, est-elle demeurée dans ces circonstances, stationnaire, il y a naturellement assez de cas où seulement après la cessation de la cure et le retour de l'appétit et du sommeil, une amélioration est possible.

Mais peut-il être ici, en vérité, question d'un effet consécutif? L'expérience ne justifie que très incomplétement cette expression. Une méthode juste aurait déjà, pendant le traitement, commencé à amener la guérison, et délivré le malade de ses incommodités. Seulement, si celui-ci, par sa propre faute ou par quelque accident, a mal conduit sa cure, il devra s'en retourner chez lui avec la consolation d'un heureux effet consécutif. L'homme de l'art consciencieux ne doit pas bercer son malade de telles promesses.

Tout médicament agit dès l'instant qu'il est en contact avec l'organisme, tel est, avons-nous déjà dit, la thèse fondamentale de la matière médicale. Les transformations qui en résultent se révèlent aussi dans les maladies chroniques, à un observateur attentif, dès les premiers jours. L'huile de foie de morue, par exemple, à laquelle on a attribué faussement un effet consécutif après quelques mois seulement, ne provoque-t-elle pas, quand elle est à sa place, une amélioration rapide dans la digestion? Le complet rétablissement est du reste toujours relatif quant au temps, à la nature de la maladie. Il est donc incompréhensible qu'un médicament puisse et même doive être employé pendant des semaines et des mois pour produire *dans la suite* un effet favorable.

De la manière précédemment indiquée, on voit aussi à Wiesbade, comme à toute station thermale, l'amélioration qui, dans une cure de 3 à 4 semaines d'après la coutume, ne pouvait atteindre à la disparition complète de tout symptôme morbide, se continuer encore après le départ des malades. Il n'y a, dans ce fait, rien qui indique un effet consécutif, c'est plutôt une preuve évidente que cette coutume ne donne aucune mesure scientifique pour la durée de la cure.

Même si le développement dans la jeunesse subit, après le traitement, une amélioration sensible ou que des dermatoses disparaissent à mesure que la constitution se fortifie, ainsi qu'on voit chez les vieillards par une augmentation de l'énergie vitale se manifester une sorte de rajeunissement, on ne doit pas en conclure à une action consécutive des eaux, du moins telle qu'on l'entend ordinairement. Déjà pendant la cure, l'eau a développé toute son efficacité pour rétablir dans leur état normal les fonctions digestives et la nutrition. Si la jeunesse n'avait pas encore la faculté de se développer, l'organisme, malgré la cure, ne prendrait pas une marche semblable, et, dans la vieillesse, il n'y a que la possibilité d'améliorer la nutrition qui puisse contribuer à une restitution organique.

DIRECTIONS RELATIVES A LA CONDUITE DE LA CURE.

Pour la direction de la cure sous tous les rapports, c'est d'une part dans la nature des maladies et de l'autre dans le mode d'action des eaux qu'il faut chercher les règles déterminantes. Plus cette nature des maladies et le mode d'action seront bien compris, plus il sera facile et sûr de suivre les voies qui mènent au but. Par cette raison le malade devrait toujours être guidé à la station thermale par les conseils de son médecin qui, par l'étude de toutes les maladies qui entrent dans l'indication de ces eaux, devient en quelque manière un spécialiste. Les explications qui suivent sur la manière de conduire la cure ne doivent donc engager le malade qu'à suivre ponctuellement les directions médicales; mais s'il entreprend seul son traitement, il ne devra jamais perdre de vue ce que nous avons exposé précédemment sur la nature et la marche des maladies et sur les effets de l'eau minérale, et se tenir strictement aux principes que nous allons formuler.

Comme phénomène organique, la marche de la maladie est soumise à des lois fixes et s'accomplit dans un temps donné. Agit-on dans le sens de ces lois, la guérison peut être accélérée; vouloir l'obtenir violemment c'est une entreprise vaine. Qu'on se persuade bien sous ce dernier rapport, que les modifications favorables qui peuvent survenir dans le cours des affections chroniques ne sont jamais accompagnées de symptômes extraordinaires, et qu'on ne peut les attendre davantage du côté du remède appliqué. Dans la nature organique, il n'y a que des évolutions graduelles. De même, dans les maladies, rien n'apparaît tout d'un coup sans avoir été préparé auparavant.

Dans la cure d'une maladie chronique, il y a toujours un double but à atteindre. Non-seulement il s'agit de guérir la maladie locale, mais l'état de la santé générale réclame aussi la plus grande attention, car le but final doit toujours être un rétablissement complet et durable.

Si peut-être il semble au malade que le point capital pour lui c'est d'être débarrassé de sa maladie, l'importance qu'on doit accorder au bien-être général se fait toujours sentir durant la cure. Les efforts dirigés dans ce sens sont déjà couronnés d'un certain succès avant que la guérison de la maladie essentielle se soit accusée. Ce n'est que par de petits commencements que procède cette guérison des lésions locales, et elle se fait dans la mesure où la restitution organique s'accomplit.

Or qu'est-ce qui peut favoriser plus naturellement cette restitution que le rétablissement des fonctions organiques dans leur état normal? Celles-ci doivent donc être attentivement préservées de toute influence pernicieuse, et aussi tôt que possible ramenées à l'état de santé, dans le cas où elles seraient altérées. *Une bonne digestion avec appétit vif, des évacuations tout à fait normales, et un sommeil paisible et fortifiant, telles sont, avant tout, les conditions auxquelles il faut d'abord parvenir.*

Boisson.

Ainsi que nous l'avons exposé dans notre étude du mode d'action des eaux, l'objet principal de l'administration interne est la guérison des catarrhes chroniques des voies digestives, d'un côté, et de l'autre, celle d'une série d'affections plus profondes et plus graves, dérivant de troubles inflammatoires ou congestifs: rhumatismes articulaires, inflammations chroniques ordinaires des os et des jointures, engorgements des glandes, exsudats dans le péritoine, maladies chroniques de la matrice, du foie et de la rate, catarrhes pulmonaires, affections des reins. La marche à suivre doit donc tendre, dans les catarrhes abdominaux, à améliorer la digestion *sans augmenter l'irritation préexistante*, dans les autres maladies, *à faciliter le passage de l'eau minérale dans le sang*, afin que celle-ci parvenant aux foyers morbifiques, puisse y développer son efficacité.

Les deux manières de boire. — Il est très facile de boire par petites gorgées l'eau de Wiesbade à sa température naturelle, néanmoins, on la laisse refroidir dans la plupart des cas. Il n'y a par ce fait qu'une déperdition de calorique et rien de plus; la petite quantité d'acide carbonique, bien moindre que celle que l'eau peut contenir à une température ordinaire, demeure presque en totalité, et les principes fixes, notamment les sels solubles et surtout le chlorure de sodium, l'agent principal, ne subissent aucune modification, de sorte que *l'eau minérale, préalablement refroidie, ne perd rien de son efficacité.*

A Wiesbade, on a deux manières de prendre les eaux. D'après la première, le malade boit à 5 ou 8 minutes d'intervalle, une petite quantité d'eau fraîchement puisée, jusqu'à ce que le verre soit vide; de cette manière, l'eau est d'abord prise chaude, puis tiède, puis même froide. Du reste, il ne faut pas croire que la portion ingérée la première dans l'estomac soit déjà absorbée quand la suivante y arrive: la chose ne va pas si vite, comme le prouve le simple examen physique de l'estomac.

D'après la seconde manière, on n'emploie l'eau à sa température naturelle que dans les cas où cela est nécessaire, dans les affections gastriques, par exemple, les diarrhées opiniâtres, les catarrhes pulmonaires, parce que l'influence sédative de la chaleur est ici un avantage direct. Dans tous les autres cas, s'ils ne demandent pas absolument l'application de l'eau plus fraîche, on mélange de l'eau chaude avec de l'eau minérale froide dans une proportion convenable, de façon que la température est immédiatement portée à une température à peu près égale à celle de l'estomac (29 à 30° R.) Les organes digestifs n'éprouvent quant à la chaleur aucune impression particulière et le transport dans le sang n'est nullement gêné. On ne boit de ce mélange qu'une certaine quantité, jusqu'à un demi-verre, et sans se hâter, puis, *tout au plus une demi-heure après*, on renouvelle la même dose qu'on prend de la même manière, et ainsi de suite. S'il s'agit de combattre la constipation, il est bon de prendre, de la même façon, de l'eau rafraîchie et même froide: l'absorption devenant alors plus difficile, l'évacuation alvine est favorisée.

Selon ce second procédé, le malade n'est pas obligé de porter son verre plein ici et là, et peut étendre sa promenade. Quant à l'effet de l'eau minérale, les deux méthodes sont, en principe, de même valeur: le choix dépend par conséquent de la manière de voir du médecin.

Quant au point capital, *la quantité d'eau à prendre*, il est difficile de rien préciser. En dépit de son médiocre contenu salin, de sa douceur d'action et de sa facilité à être absorbée, l'eau minérale, prise à fortes doses, peut facilement augmenter l'irritation de la muqueuse dans les affections digestives, surtout s'il existe un ulcère. Dans ces cas, une quantité moyenne paraît être la seule convenable, quantité qui doit encore être répartie à plusieurs heures du jour, en tout cas, pas au-delà d'un verre de 8 à 10 onces.

Dans les autres catégories d'affections énumérées précédemment, une trop grande quantité d'eau ne doit pas nuire à son transport dans le sang, car l'effet en dépend d'une manière absolue. Pour les heures du matin, qui sont celles où la plus grande quantité d'eau est prise, $1^1/_2$ à 3 verres sont généralement suffisants; parfois cette quantité peut être dépassée. Mais qu'on se garde bien d'augmenter le nombre des verres, si l'effet désiré se fait attendre. Cet effet ne croît, du reste, que jusqu'à un certain degré, en proportion directe avec la quantité de l'eau minérale, et le véritable principe thérapeutique est toujours de *ne pas introduire dans l'organisme au-delà de ce que demande la guérison de la maladie.* Aussi le médecin est-il le seul qui, connaissant exactement l'état des choses, puisse donner à cet égard les meilleurs conseils.

Il est cependant encore quelques points sur lesquels nous croyons nécessaire d'attirer l'attention.

Les selles, malgré une méthode rationnelle, sont-elles au début paresseuses, elles ne tardent pas à se régler, si l'on continue à procéder tranquillement. Si, néanmoins, pendant la cure la constipation persiste, c'est que d'ordinaire l'eau minérale arrête trop violemment le travail normal de l'organisme. Des affections nerveuses, un épuisement profond de la consitution existent alors et contre-indiquent l'usage interne d'une eau minérale saline.

Une médication méthodiquement évacuative est une voie peu convenable pour que l'eau de Wiesbade puisse développer son efficacité. Une constipation habituelle est déjà très imparfaitement combattue par une médication purement purgative. Celle-ci n'offre en tout cas aucune garantie pour le rétablissement de l'état normal des fonctions alvines après la cure. Cette conséquence ne surprendra pas, si l'on se rappelle ce que nous avons dit sur les causes de la constipation. Pour cette raison, dans les stations de bains où jusqu'à présent les maladies des organes abdominaux étaient prépondérantes, la méthode purgative est peu à peu abandonnée. A Karlsbad, on y est décidément opposé (Kisch). A Kissingen, Balling, ce praticien si expérimenté, disait à un de ses clients qu'il s'étonnait que les malades vécussent dans la persuasion de devoir être purgés. C'est aussi une grande erreur que de prendre de faciles évacuations alvines pour le signe d'une bonne digestion. Précisément, par le fait qu'elles ne permettent aux substances nutritives qu'un trop court séjour dans le canal intestinal, et qu'elles s'opposent par là à l'assimilation de celles-ci, elles provoquent, au contraire, un trouble notable dans les fonctions digestives.

Pour Wiesbade, il est d'autant plus facile de constater le désavantage d'une méthode semblable, qu'il y a un plus grand nombre de malades qui font une cure sans directions médicales. L'homme de l'art n'est souvent appelé que lorsque la digestion est dérangée. L'interruption nécessaire de la cure est, en pareil cas, le moindre inconvénient; ce qui a été fait jusque là est tout à fait inutile à la guérison de la maladie, et même l'état empire souvent par suite de l'excitation fébrile, conséquence de ces faux pas. L'arthritis deformans, de nombreux cas de rhumatismes chroniques simples, la goutte, les catarrhes pulmonaires, les affections nerveuses, les maladies utérines et des reins, ne peuvent absolument supporter ce procédé.

Les eaux se prennent dès 6 heures du matin, parfois même plus tôt, avant le déjeuner, parce qu'alors l'estomac est plus apte à l'absorption. Erichsen a pu constater, dans les urines, les premières traces de sels solubles, 5 ou 6 minutes après leur ingestion chez les individus à jeun; après un repas, le même fait n'a été appréciable que 40 minutes plus tard.

Si les malades sont fatigués, ils doivent, le matin, prendre avant l'eau minérale un peu de café ou de thé suivant leur habitude.

Dans beaucoup de cas, là se borne la boisson, et l'on ne peut nier que, considérée absolument, la quantité d'eau prise dans ce temps ne soit suffisante pour le but qu'on se propose. Une répétition à d'autres moments du jour, de 11 à 12, et vers 5 heures, ne se base pas, il est vrai, sur l'idée qu'une plus grande quantité d'eau accélérerait la marche de la guérison, mais dérive du fait suivant. L'action de l'eau minérale doit être entretenue constamment sans interruption. Or, les sels facilement solubles, comme le chlorure de sodium, sont rapidement éliminés par les organes de sécrétion, notamment avec l'urine. S'agit-il d'altérations organiques profondes, une répétition des doses est alors avantageuse. Dans ce cas, la quantité d'eau prise le matin, peut être diminuée. Un pareil procédé assure évidemment une heureuse issue, et ne peut en aucune manière avoir une influence fâcheuse, ni sur les intestins, ni sur la constitution. Pour Wiesbade, qui en même temps est une station de luxe, ce procédé a encore l'avantage d'intéresser plus intimement le malade à la cure, et de le protéger contre les influences délétères de la vie des bains. L'expérience des dernières années se prononce décidément en faveur de cette méthode.

Dans les années où la température s'abaisse en été, comme aussi lorsque le malade arrive au printemps ou en automne, le premier verre d'eau se prend quelques heures après le déjeuner. Ce procédé n'a aucun inconvénient pour le résultat final de la cure et a l'avantage de ne pas exposer le malade aux influences parfois dangereuses de la température du matin.

Du mouvement nécessaire pendant la boisson. — Le malade, en ayant égard à son affection et à ses forces, se promène entre les différentes prises, et après la dernière, il marche encore une demi-heure. Ce mouvement, qui d'une part favorise l'absorption de l'eau par l'estomac, est absolument nécessaire pour la restitution organique. Voir plus loin, à ce sujet, l'article régime.

La Trinkhalle, près de l'allée du Taunus, de même que le parc du Cursal, la Wilhelms-Allée et les nouveaux jardins sont parfaitement appropriés à ces promenades. Plus le mouvement a lieu à l'air libre, plus ces exercices sont efficaces. Pour terminer la cure quotidienne, le malade peut traverser le parc et suivre le chemin de Sonnenberg, ou l'allée du Taunus dans la direction du Nérothal, ou bien encore, tournant immédiatement à droite de la Trinkhalle, monter le Geisberg, et à l'entrée de la Capellenstrasse, prendre le sentier du Dambachtal et gravir insensiblement les pentes du Néroberg. Lorsque le temps est mauvais, la promenade se borne à la Trinkhalle et aux vastes Colonnades qui n'en sont qu'à quelques pas.

Usage externe de l'eau minérale.

Les bains entiers et les douches sont à Wiesbade les deux principaux modes d'application externe. Les bains de vapeur et les fomentations locales sont rarement employés, et le malade doit avoir une prescription spéciale du médecin.

Température du bain. — Le caractère spécial des bains entiers réside, d'après ce que nous avons déjà l'occasion de dire, dans leur température. La limite qui sépare les bains chauds en deux classe, bains chauds proprement dits et bains tièdes, est fixée par les données précédentes: c'est la température moyenne de la peau (27,3 ° R.). La température de l'eau dépasse-t-elle ce point, le corps reçoit un surplus de calorique, un échauffement est provoqué qui croît en raison directe du degré de chaleur: dans des bains *de 27° R.* par contre, ou un peu au-dessous, *l'influence sédative et dérivative se développe pleinement sans aucun risque de provoquer quelque excitation nuisible.*

La théorie et la pratique s'accordent pour considérer cette dernière température comme la plus appropriée à la majorité des affections qui se traitent à Wiesbade. Tous les malades affaiblis, faciles à exciter, ainsi que les sujets affectés de maladies nerveuses, demandent même un bain plus frais, de 26° R. par exemple, et pour les hommes nerveux, une température plus basse est encore très souvent plus convenable: tandis que des bains vraiment froids réduiraient trop leur chaleur naturelle. Les bains à 28° R. et au-dessus sont beaucoup plus rarement nécessaires, et ce n'est que le médecin qui peut décider à cet égard. Le malade ne doit jamais sentir le froid dans son bain, c'est pourquoi on peut, dans les cas où l'amélioration n'est possible que sous une température modérée, commencer par des bains à 27° R. Quand le temps se rafraîchit, la température doit de même être un peu plus élevée.

Si le malade veut se préserver de toute influence nuisible, il faut qu'il fasse bien attention au degré de chaleur approprié à sa maladie et qu'il l'observe exactement. Il ne doit pas non plus se laisser entraîner par l'impression qu'il ressent, car si une température plus élevée est souvent plus agréable, elle peut anéantir l'effet qu'on se propose de produire. Durant le bain, l'eau ne se refroidit généralement pas assez pour qu'il soit nécessaire d'ajouter de l'eau chaude Il faut encore prendre soin que le cabinet ne soit ni trop chaud ni rempli de vapeur, inconvénients fréquents dans les anciennes salles de bains avec un certain nombre de cabinets, où le thermomètre monte souvent à 22 et même 25° R. Un bain trop chaud a beaucoup d'inconvénients. Il excite la circulation sanguine et le système nerveux; il rend la peau sensible et la prédispose à la transpiration et par là, à de nouveaux refroidissements; l'époque du flux menstruel peut avancer; les douleurs s'exaspèrent très fréquemment et se réveillent si elles avaient disparu.

Quand le temps est chaud, et particulièrement dans les années où la température de l'été est très élevée, l'échauffement du sol dans la région des sources, échauffement qui porte souvent la température de ce point à 4° au-dessus du terrain avoisinant, devient fréquemment un obstacle bien difficile à surmonter pour le rafraîchissement de l'eau minérale, d'autant plus qu'il n'a pas encore été établi de ventilateurs qui puissent abaisser, dans le réservoir même, la température de l'eau. Si, dans ces circonstances, on ne peut parvenir à porter le bain au-dessous de 28° R. et qu'un bain plus frais soit nécessaire, on est contraint d'employer dans ce but de l'eau froide ordinaire. D'après les explications données plus haut, il est inutile de prouver que par cette addition l'efficacité du bain n'est pas altérée, tandis qu'une température trop haute amènerait sans contredit des accidents plus ou moins graves. Il faut, en médecine, ne pas compter avec les principes dogmatiques, et tâcher de se débarrasser des préjugés; le malade, qui en définitive supporte les conséquences, doit être le premier à le désirer. Si à Wiesbade, il avait été, plus que jusqu'à présent, possible de préparer les bains de manière à ce qu'ils fussent toujours au degré que réclame la maladie, la tradition que les bains en réveillant les douleurs dans les maladies éliminent de l'organisme quelque substance morbifique, cette tradition aurait déjà disparu et la station thermale comptant plus de cures heureuses aurait vu sa prospérité s'accroître plus encore.

Le deuxième principe important quant à l'application des bains, *leur durée et leur fréquence*, dérive nécessairement de l'importance de la chaleur. Cette puissante influence du calorique sur le corps, sur la vie sanguine et nerveuse, pose toujours quelques limites qu'on ne saurait franchir impunément. Aussi les anciens médecins sont-ils depuis longtemps revenus de la méthode jadis en usage à Wiesbade, de faire passer au malade des heures entières dans l'eau. Un usage modéré est encore celui qui convient le mieux aux affections traitées ici et qui promet les résultats les plus heureux.

Combien de fois n'arrive-t-il pas que les malades, avant la cure, sont épuisés par leurs souffrances! Combien de fois il ne s'agit pas de faiblesse nerveuse, mais d'une grave affection de la moelle épinère, comme dans l'arthritis deformans. Très fréquemment il existe encore une excitation chronique à la suite d'inflammations, et il est question d'un développement retardé à l'époque de la puberté ou de la restitution organique pour les dernières années de la vie. Dans tous ces cas, l'eau minérale doit être appliquée avec précaution.

Est-ce à peine autre chose qu'un enfantillage que de poser comme règle qu'il faut prolonger la durée des bains de 5 minutes chaque jour, quand il y a des cas qui ne permettent qu'un très court séjour dans l'eau; alors intervient sans doute la prescription du médecin consulté, qui dispense de toute discussion ultérieure. On peut, dans la plupart des cas, sans craindre aucune suite fâcheuse et sans courir le risque de compromettre le résultat de la cure, commencer par un bain de 20 minutes. Il faudrait, pendant les premiers jours, s'en tenir à cet espace de temps et seulement, si l'effet des bains ne se montre pas débilitant, — ce dont nous allons parler tout à l'heure, — l'augmenter et le porter à ½ heure, ou ¾ d'heure. Il est maintenant très rare que les bains soient prolongés à Wiesbade au-delà d'une heure. Une demi-heure suffit ordinairement, un plus long séjour dans l'eau n'amène aucun bénéfice notable, au contraire, la restitution des forces est retardée par le relâchement qui en résulte. L'expérience confirme de tous points cette manière de voir.

Une cure heureuse ramène-t-elle aussi le bien-être général et le rétablissement de la constitution, on ne peut néanmoins attribuer une action fortifiante à l'influence essentiellement sédative des bains. Comme consequence ordinaire et certainement très naturelle de cette influence, nommément par un usage quotidien et non interrompu, le malade éprouve, dans les premiers temps (le plus souvent entre le 3e et le 6e bain), *un malaise général*. Parfois la somnolence après le bain est le symptôme prédominant à cet égard. Le changement de vie, au début de la cure; le lever plus matinal, l'exercice répété du matin, l'eau prise à jeun, de nouvelles conditions climatériques, influent considérablement.

Si l'on veut éviter cet état qui en définitive ne saurait être avantageux, il ne faut prendre les bains que deux jours de suite, puis interrompre : dans des cas de faiblesse extrême, ne prendre qu'un bain tous les deux jours et de courte durée, jusqu'à ce que l'on se soit accoutumé à la chaleur. Quand cette lassitude commence à se faire sentir, il est presque impossible de n'être pas obligé d'interrompre. Dans le courant de la cure, cet état est moins fréquent, cependant on fera bien d'interrompre de temps en temps, de laisser, par exemple, après 6 ou 8 bains un jour de repos ; pendant cette courte pause, le corps se refait, et une augmentation plus rapide des forces compense largement la perte qu'on peut s'imaginer avoir faite par cette interruption.

Certains malades ne doivent jamais, s'ils veulent retirer de la cure tout le profit possible, prendre les bains sans interruption, même dans les dernières semaines du traitement. Les personnes fatiguées, les vieillards, les malades qui arrivent à Wiesbade immédiatement après une affection fébrile grave, de même que celles qui souffrent de névralgies, les femmes atteintes de maladies utérines, d'arthritis deformans, beaucoup de rhumatisants quand le système nerveux est particulièrement compromis, tous ces malades ne peuvent prendre des bains que de deux jours l'un, ou doivent les interrompre au moins une fois par semaine.

Si les bains sont pris moins chauds et que le temps soit frais, la fatigue n'est pas aussi prononcée, et les interruptions sont moins nécessaires.

Quelques jours avant la période menstruelle qui ordinairement après une série de bains avance de 3 à 4 jours, les bains doivent être suspendus. Aux premiers signes que le flux menstruel approche, on doit, en tout cas, suspendre complétement, quoiqu'alors le juste moment soit déjà passé. L'interruption est encore plus nécessaire s'il préexiste quelque irritation dans les organes sexuels, surtout si les menstrues sont abondantes et prolongées outre mesure.

Nombre des bains et durée de la cure. Ces principes

de la succession rationnelle des bains sont étroitement liés avec le nombre total de ceux-ci et la durée de la cure, mais ils ne sont pas toujours d'accord avec l'opinion générale. A Wiesbade, d'après la tradition, le bain est encore l'unité d'après laquelle est calculée la durée du traitement. Si par exemple, on l'avait fixée à 3 semaines, on entendait 21 bains. Une cure de boisson sans bains appartient aux exceptions.

Quant à la prolongation de la cure, un seul principe devrait exister pour le bien du malade, savoir: *la cure sera prolongée aussi longtemps que le besoin s'en fera sentir,* et durant cet intervalle, il est pris autant de bains que le cas le réclame sans apporter le moindre préjudice. Cependant, dans la plupart des cas un dogme médical est décisif: *le fameux nombre sept.* C'est là-dessus que s'est fondé un certain mode social en vertu duquel les malades ont coutume de ne prendre leurs dispositions que pour une cure bornée à 14 et dans la règle à 21, rarement à 28 jours.

Il paraît donc que l'usage a donné une certaine sanction à cet article de foi médicale et l'on parle d'une cure de 14, de 21, de 28 jours, avec autant d'aplomb et de confiance que si ce nombre de bains était absolument *nécessaire* ou pour le moins *suffisant.* Néanmoins on doit admettre que le nombre sacré 21 est loin d'être l'expression de la vérité. En effet, l'observation dégagée de tout préjugé, n'a nullement constaté que les maladies aiguës accomplissent une période septénaire ou semi-septénaire. Les lois organiques qui jouent ici quelque rôle, sont loin d'être encore connues. Les maladies aiguës, il est vrai, se terminent ordinairement en quelques semaines, mais comment est-il possible d'attendre en 7, 14, ou 21 jours la terminaison de maladies chroniques, profondément enracinées, telles que le sont presque exclusivement celles qui se traitent dans les stations thermales?

Ce qui précise la durée de la cure, c'est en définitive l'effet produit. La question maintenant est de savoir comment on évalue cet effet. Les symptômes morbides subjectifs doivent non-seulement avoir disparu, *mais il ne doit plus être possible de constater objectivement aucune trace de l'affection locale.* Quand il s'agit de lésions de parties dont l'examen est possible à l'extérieur, cette constatation n'offre pas de grandes difficultés. Cependant, il est bon de ne pas clore trop tôt la cure, sur les données de cet examen, comme si tout état morbide était complètement anéanti. La moindre anomalie qui peut être restée, peut devenir l'occasion de récidives. De même, en second lieu, la restitution organique doit être complète, parce que l'énergie de l'organisme et sa capacité de résistance aux influences nuisibles en dépendent essentiellement. Pour de légères maladies, une cure d'une semaine peut suffire, tandis que d'autre part toutes les affections invétérées, comme le rhumatisme articulaire chronique, l'arthritis deformans, etc., exigent des mois entiers pour leur guérison.

En tout cas on peut considérer comme une signe en faveur de l'efficacité des eaux de Wiesbade que *trois semaines comme moyenne d'une cure* soient devenues le terme consacré. Du moins, je n'ai pas trouvé chez les malades, comme règle, aucune période plus longue et les maîtres de bains, juges les plus compétents à cet égard, confirment ce fait, de façon que je ne puis admettre l'opinion de Muller qui, dans une feuille locale, prétend que le nombre de bains le plus fréquent est 28. Dans d'autres stations thermales où sont traitées des maladies analogues à celles de Wiesbade, il règne des règles beaucoup plus logiques quant à la durée de la cure. On n'exige pas la guérison après 21 bains, mais après 60, 80. A mesure que le traitement se prolonge, les métamorphoses salutaires dans les lésions locales sont plus rapides et plus prononcées qu'au début, de façon que l'expérience appuie tout spécialement le point de vue scientifique pour la nécessité d'une cure alors complète. Combien de désagréments n'épargnerait-on pas par là aux malades dans l'avenir, combien de répétitions de cure ne pourrait-on pas éviter ?

Les circonstances individuelles sociales sont-elles une fois pour toutes la mesure de la durée de la cure, que le malade ne se borne pas à 21 bains en 3 semaines, mais qu'il boive et se baigne aussi longtemps qu'il y a chance d'un heureux résultat, qu'il prenne ainsi plutôt 18, 16 bains, si une interruption doit être de quelque avantage, si la cure l'éprouve tellement qu'il ne lui reste plus que la consolation de l'action consécutive de l'eau minérale, ce qui le plus souvent n'indique rien autre chose qu'une cure manquée.

Pendant et après le bain. Le séjour dans le bain n'exige pas une immobilité absolue; un mouvement modéré, comme celui que nécessite l'action de se laver doucement le corps avec une éponge, est tout à fait à propos. Pour le malade qui souffre de névralgie ou de douleurs résultant d'une inflammation chronique, et pour lequel l'effet sédatif est nécessaire, les mouvements doivent être évités. Il faut toujours veiller à ce que l'effet du bain soit calmant. Il est rarement nécessaire d'être obligé de rafraîchir la tête par des fomentations froides, il n'est pas bon de la tenir sous l'eau, parce que les cheveux se séchant difficilement, cela pourrait donner occasion à quelque refroidissement.

Après le bain, il est d'usage à Wiesbade de se mettre au lit. On peut considérer ce conseil des anciens médecins comme fort prudent, vu l'effet adoucissant des bains. Le malade ne pourrait pas supporter, sans une grande fatigue, un séjour dans l'eau plus long que nous l'avons indiqué, et la fonction de la peau entourée qu'elle est de la masse liquide, éprouverait quelque altération; c'est pour cela qu'intervient le repos au lit, qui, si l'on prend soin de ne pas se couvrir outre mesure, a la même tendance que le bain et continue à agir d'une manière calmante sur le système nerveux, et sur le sang en amenant celui-ci à la périphérie. Il ne s'agit donc nullement de pousser à la transpiration, ce qui n'aurait lieu que d'après une opinion préconçue et contrairement à ce que nous avons exposé relativement au mode d'action des bains où nous avons démontré qu'une telle opinion ne repose sur rien de logique.

Dans les maladies graves il ne suffit pas de s'étendre sur un canapé; le repos au lit est absolument nécessaire, si l'on veut que l'action sédative du bain se développe complétement. La position horizontale ne provoque que rarement quelque excitation, des palpitations, etc.; dans ce cas, il faudrait se borner à s'asseoir.

Le malade peut facilement égaliser, par de légers mouvements, la différence de température du bain qu'il quitte et du lit plus frais où il entre, et éviter ainsi quelques inconvénients de ce changement de milieu.

Les heures des bains, à moins de cas exceptionnels, sont ordinairement celles de la matinée. L'effet n'en estni augmenté ni affaibli, si le bain est pris à jeun, pendant que l'estomac contient encore un peu d'eau minérale prise auparavant ou bien une heure et demie ou deux heures après le déjeuner. Ici ce sont des circonstances spéciales au but proposé, qui décident en dernier ressort.

Il serait fort à propos que le malade, après sa promenade du matin, se reposât un peu et prît ensuite son déjeuner. Le grand intervalle qui sépare ce repas du dîner serait favorable au développement de l'appétit. Puis, $1^1/_2$ ou 2 heures après le déjeuner, viendrait le bain, ainsi entre 8 et midi ou une heure. Mais la température de l'atmosphère dans la saison chaude vers midi, dans certaines années, a souvent un degré tel qu'il devient difficile d'avoir un bain tiède autrement qu'en y consacrant le temps qui s'écoule immédiatement après la boisson. Un instant de repos après l'exercice et avant le bain est alors toujours nécessaire.

Ce sont précisément les malades affaiblis qui retirent le plus d'avantage des bains pris de bonne heure, et l'expérience constate que ceux-ci pris avant de boire, leur conviennent le mieux.

Si dans le fort de la saison, les bains sont occupés et surtout le matin, on est forcé de choisir une heure plus tardive jusqu'à ce qu'une place vacante permette de faire autrement.

Des Douches.

L'influence énergique qu'elles exercent, interdit de jouer avec elles, et d'essayer de leur application justement quand la maladie persiste opiniâtrément. Dans le dernier cas, il se présente deux questions: L'eau de Wiesbade était-elle bien indiquée, ou l'application en a-t-elle été défectueuse? En général on pêche plutôt par excès de précipitation et de zèle qu'autrement. Il faut bien se garder de faire choix dans ces cas d'un procédé douteux et quand même énergique.

L'eau employée pour les douches est en général à une température un peu plus élevée que celle du bain. Le bain précède et la douche suit.

Le point principal est de préciser *la force du jet*. Celui-ci doit être énergique, et sous son action, la peau doit se rubéfier plus ou moins dans les cas où il s'agit d'exciter, particulièrement quand on a affaire à des exsudats non douloureux dans les parties externes. Tous les appareils pour douches en usage à Wiesbade sont disposés à cet effet, et peuvent fournir suivant l'opportunité, des jets d'un diamètre différent.

Dans d'autres cas, par exemple dans des maladies nerveuses où il s'agit d'exciter légèrement le système nerveux, il est nécessaire d'employer un jet bien moins énergique que ne peuvent le fournir les appareils actuellement en usage, car la peau ne doit pas se rubéfier, ni la place douchée devenir douloureuse. On peut atteindre ce résultat tout au plus par la douche en pluie, mais non point avec des jets forts ou faibles pour lesquels l'appareil devrait posséder quelque arrangement qui permît d'en faire un usage indépendant de tout autre mode d'application. On peut en quelque manière parvenir à ce but en donnant au jet une direction oblique relativement à la surface de la peau, sur laquelle on le fait glisser, ou en divisant le jet par l'interposition du pouce, et en exposant le malade à ces rayons à une certaine distance de l'embouchure.

La *durée* ordinaire de 5 à 8 minutes, doit être moindre s'il ne faut produire qu'une légère excitation. Une application quotidienne des douches n'est que rarement nécessaire et serait presque impossible: dans les douches excitantes la peau affectée ne pourrait se rétablir si vite, et il ne peut être question d'une nouvelle douche aussi longtemps que l'irritation de la partie atteinte *n'est pas disparue*. Aussi, après la douche, un repos plus prolongé qu'après le bain est-il absolument nécessaire, surtout si les douches provoquent quelques restes de douleurs.

L'excitation de la peau par le *brossage* est aussi en usage à Wiesbade. Si par ce procédé les nerfs cutanés sont irrités d'une manière opportune, c'est encore une question. Je n'ai vu aucun résultat bien avantageux. En tout cas cette méthode ne doit pas être employée sans une connaissance bien nette de la nature de la maladie. Dans les douleurs nerveuses, ce procédé est décidément nuisible.

Nous terminerons ces instructions sur le mode d'application des eaux de Wiesbade en faisant remarquer que maint détail qui ne pouvait trouver sa place ici et qui ne pouvait se préciser que dans les cas spéciaux, a été laissé à la décision du médecin. Si les gens du monde considèrent, au point de vue de la science médicale moderne, les indications données sur les maladies, ils se convaincront bientôt qu'un traitement par l'eau minérale exige des connaissances profondes pour être couronné de succès. Des faux pas, même de la part des praticiens les plus expérimentés, ne sont pas impossibles, à plus forte raison, les personnes étrangères à l'art de guérir doivent elles se tenir en garde contre l'empirisme. Avec l'expérience seule, par exemple, que Wiesbade se montre très efficace contre les rhumatismes, on a à peine effleuré la surface pour saisir clairement le rapport des états morbides et de l'action des eaux minérales. Quiconque dirige son traitement par des réflexions aussi superficielles, ne doit pas, à la fin de la cure, se plaindre que ses espérances ont été déçues.

Relativement aux incidents qui peuvent surgir çà et là, on peut poser en principe que toute direction pour l'état morbide indiqué n'est pas applicable pour les cas inattendus, et de cette façon maint désagrément sera évité. Dans des circonstances semblables, il faut toujours considérer attentivement, si la boisson comme les bains doit être continuée.

Régime.

Il n'est pas de chose plus importante pour le malade pendant sa cure que la manière de vivre, et c'est très naturel, car il s'agit de ces maladies invétérées dont l'organisme est impuissant à se débarrasser tout seul et dont la guérison est bien plus difficile à obtenir que celle d'affections aiguës où les organes, surpris dans leur pleine activité, possèdent encore assez d'énergie pour rétablir l'équilibre. Sous ce rapport, dans les maladies chroniques, la coopération de l'organisme est loin d'être aussi sûre. et la moindre influence suffit pour la mettre tout à fait en question. *De la bonne et sérieuse volonté du malade dépend donc ici, avant tout, le succès de la cure.* De tout temps, dans tous les écrits sur les bains, on a insisté sur une manière de vivre appropriée au traitement.

Selon l'antique inscription des bains d'Antonin à Rome: „*Curae vacuus hunc adeas locum, ut morborum vacuus abire queas, non enim hic curatur qui curat*“ (Viens ici libre de soucis, afin que, délivré de tes maux, tu puisses quitter ces lieux, car quiconque est travaillé d'inquiétudes ne peut être guéri), le résultat de la cure ne peut être assuré que lorsque le malade, délivré de toute inquiétude, de tout souci social, exécute avec entrain toutes les prescriptions. Même l'usage le plus consciencieux des eaux ne peut amener la guérison, si la diète et le régime ainsi que les jouissances de la vie ne sont d'accord. Le malade doit suivre attentivement les modifications qui surviennent dans son état, et éviter avec soin, mais sans anxiété, tout ce qui pourrait contribuer à enrayer la guérison.

Manière de vivre.

Plus la vie est réglée pendant la cure, plus rares sont les accidents qui peuvent survenir.

La boisson du matin règle en quelque manière l'emploi du reste de la journée. Le déjeuner ou le bain vient alors, ainsi qu'on l'a déjà dit, puis l'heure de repos.

Le malade doit profiter du reste de la matinée pour

jouir du plein air si le temps est beau ; si le temps est mauvais ou froid, et s'il craint les refroidissements, il restera plutôt à la maison. Avant le dîner (midi) et au moins une heure avant, on boit généralement encore une fois et le malade en profite pour se promener quelques moments dans le parc.

L'heure du dîner importe peu, l'habitude peut être consultée en ce cas ; les heures chaudes du jour s'écoulent du reste le plus à propros en plein air, dans une société agréable. Cependant qu'on n'oublie pas les prescriptions de la cure et de faire une promenade avant ou après le souper, si le temps le permet. Il est bon de ne pas faire trop tard le dernier repas pour ne pas déranger le repos de la nuit.

Si la soirée est employée à la récréation et à l'amusement, le malade doit éviter toute chose qui pourrait lui être nuisible. Par exemple, il ne doit pas rester tard en plein air, bien qu'à Wiesbade la température atmosphérique se maintienne douce jusque vers le matin. Le baigneur, surtout, dont la peau est toujours un peu plus impressionnable, doit être sur ses gardes. Du reste l'air de la nuit n'est pas *en lui-même* nuisible, il ne le devient que s'il est humide et froid et s'il présente avec la température de la journée une différence assez considérable pour causer quelque accident : cet effet pernicieux est plus sensible sur le corps assis que lorsqu'il est en mouvement : dans le premier cas, la capacité de résistance est toujours moindre que dans le second.

Le *coucher* ne doit pas avoir lieu trop tard. Déjà l'obligation de se rendre à la source le matin, sert d'avertissement à cet égard. L'ancien axiome que le sommeil avant minuit est plus rafraîchissant est probablement fondé sur les évolutions périodiques du corps. Vers le matin une activité nouvelle se développe à l'intérieur et c'est de là qu'on voit éclater ordinairement après minuit toute une série de maladies. Si le sommeil coïncide avec l'apaisement des mouvements organiques et les heures tardives du soir, aucune interruption n'a lieu ; vers le matin, au contraire, la noue velle activité dans le corps en soi déjà peut amener quelqu trouble. Sept et même six heures de sommeil s'il est paisible peuvent suffire à l'adulte: des forces épuisées et l'âge avancé exigent davantage.

Déjà à cause de la restitution organique on doit considérer un sommeil complet comme un point capital. Cette interruption de la vie animale est indispensable dans toutes les maladies du système nerveux même, où dans celles où il est particulièrement compromis: dans les névralgies, les affections de la moelle épinière, l'arthritis deformans, dans beaucoup de rhumatismes ordinaires, dans les maladies des femmes. Le système nerveux ne peut se reposer que dans le sommeil, tandis que d'autres organes peuvent le faire déjà dans un repos ordinaire. Il faut par conséquent éviter toute cause d'excitation à l'approche de l'heure du repos, le repas du soir doit non-seulement être pris de bonne heure, mais doit être léger, l'influence du bain peut être utilisée le soir à cet effet, etc.

Si une chambre à coucher trop chaude devenait une cause d'agitation pendant le sommeil, il ne faut pas avoir peur à Wiesbade, d'aérer pendant la nuit.

Il est nécessaire que le malade ait une idée juste du but et de l'utilité *des exercices réguliers* que procurent les promenades prescrites le matin, pendant la deuxième prise d'eau avant midi et le soir. Quelques mots ne seront donc pas déplacés à ce sujet.

Par la consommation de la substance organique et des matériaux du sang destinés à entretenir l'activité fonctionnelle qu'elles nécessitent, les promenades sont un puissant moyen pour stimuler l'appétit. Elles augmentent donc aussi, sous l'influence avantageuse de masses d'air toujours renouvelées dans les poumons, le processus des nouvelles formations et accélèrent la restitution organique. Pour la guérison de mainte maladie chronique, surtout du système nerveux, qui demande aussi dans beaucoup de cas le secours de Wiesbade, une cure méthodique par des exercices réguliers est sur la première ligne de tout l'appareil médical. Il ne suffit pas de parcourir la Trinkhalle, les allées et les jardins, quelqu'étendus qu'ils soient, ou les rues de la ville, il n'y a que les courses dans la campagne et les forêts qui puissent atteindre à ce but. Dans les environs immédiats de la ville, de nombreux chemins bien entretenus conduisent à travers les bois, aux points les plus remarquables du voisinage. A cet égard le plaisir et la distraction ne doivent venir qu'en sous-ordre. Avant tout, l'exercice ne doit en éprouver aucun dommage. C'est pourquoi les malades feront bien de choisir pour compagnons de route les personnes qui se proposent le même but. Les mauvais exemples corrompent aussi ici les bonnes maximes. Une sage retenue n'est pas moins exigée pour des excursions plus lointaines dans nos environs, car elles peuvent facilement provoquer une excitation fâcheuse et une trop grande fatigue ; il faut toujours les faire ou au début de la cure, ou les réserver pour la fin.

Les promenades, selon les circonstances, seront tantôt plus longues, tantôt plus courtes; elles doivent en général être graduées méthodiquement afin de ne pas courir le risque d'épuiser les forces dès le début, d'autant plusque la vie inaccoutumée de la cure provoque déjà de la fatigue. Du reste le malade ne doit pas craindre de faire trop dans ce sens, s'il veut atteindre son but. La première lassitude se dissipe bientôt et doit être surmontée. Il n'est besoin que d'en connaître la nature inoffensive pour l'apprécier justement.

Dans le cas où il s'agit d'irritation des jointures, l'exercice doit être d'abord modéré, et n'augmenter que lorsque la transformation régressive a fait quelque progrès dans la lésion locale. Des douleurs nerveuses ne s'exaspèrent pas à ce point par le mouvement, au contraire, elles s'améliorent même souvent et la fatigue éprouvée a ici peu d'influence. Enfin les femmes doivent être attentives dans leurs mouvements vers l'époque du flux menstruel.

En raison de la grande quantité de malades qui viennent à Wiesbade avec des restes de rhumatisme ou des affections nerveuses, il est une règle sur laquelle on ne saurait trop insister : *c'est de se tenir en garde contre les nouveaux refroidissements.* A côté de l'exagération de la cure, des bains en particulier, laquelle peut devenir une occasion de rechutes en favorisant les refroidissements, ceux-ci sont en général une des causes qui font le plus fréquemment échouer le traitement. La lésion locale devient très facilement le siége d'une nouvelle excitation. Il ne suffit pas, pour se garantir de cette influence nuisible, de se vêtir chaudement; souvent même l'amollissement qui en résulte, est le plus sûr moyen de se rendre malade.

Les occasions de refroidissements sont nombreuses pour nos hôtes. Si, en été, et principalement durant la première moitié de la saison, il survient quelques jours froids et pluvieux, l'effet en est plus sensible qu'en automne où l'abaissement de la température est plus graduel. Les soirées fraîches sont particulièrement dangereuses surtout si on les passe assis en plein air. Si, le matin, par un brusque changement de temps le vent est plus frais, il ne faut pas hésiter à renvoyer après le déjeuner l'heure de la boisson, si elle le précède ordinairement: le bain peut ensuite être pris dans le courant de la matinée. Si après ce dernier, le malade au lieu de se mettre au lit, se contente de se reposer sur un canapé, sans avoir soin de se couvrir suffisamment, il s'expose à prendre un froid. Les femmes sont plus impressionables au moment de la période. De petites excursions en chemin de fer peuvent devenir encore des occasions de refroidissements.

Il suffit, en somme, de quelque attention pour éviter tous ces inconvénients: précaution et non pas inquiétude doit être ici le mot d'ordre.

Diète.

Le traitement exige en général une alimentation fortifiante. Le besoin d'une plus grande quantité d'aliments par suite de l'influence de l'eau prise à l'intérieur sur la digestion, des bains sur la nutrition, et de la façon inaccoutumée de vivre à la station thermale, de même que l'attention toute spéciale qu'il est indispensable d'apporter à une restitution complète de l'organisme, sont les points principaux qui doivent diriger à cet égard. Même pour des cas de goutte véritable, il n'y a aucun inconvénient à ce que le malade se tienne à un régime fortifiant, pourvu qu'il soit simple. *Le danger d'un écart de régime* ne consiste pas dans l'introduction de substances qui pourraient fournir une énergique alimentation organique, mais bien dans une véritable *surcharge de la digestion*, soit que le fait ait lieu par rapport à un état morbide de l'estomac, soit qu'il soit provoqué par une *composition différente des mets*, nommément de ceux qui, en définitive, ne font que flatter momentanément le sens du goût.

Il est un point plus important encore pour le malade, c'est *l'intervalle à mettre entre les repas*. D'après des observations exactes, un repas comprenant une quantité moyenne d'aliments, exige 4 ou 5 heures pour être complétement digéré dans l'estomac. Mais l'estomac se trouve encore pendant une heure dans un certain état maladif que l'on peut comparer à celui d'un catarrhe gastrique superficiel (Beaumont). En tout cas cet organe n'est pas capable d'une digestion normale aussi longtemps que le suc gastrique produit par un phénomène organique n'a pu être préparé, chose qui ne peut avoir lieu pendant que l'estomac est en pleine activité. Il est vrai qu'il n'est pas encore constaté que ce dernier agent, le principal dans l'acte de la digestion, soit préparé pendant l'intervalle des repas, cependant les preuves que donne Cl. Bernard dans son travail classique sur les glandes salivaires, rendent cette hypothèse très probable. Ces glandes, en effet, ne sécrètent la salive qu'à l'état de repos et emploient à cet effet l'oxygène du sang artériel de telle sorte que le sang veineux paraît tout noir. Pendant la mastication des aliments, le sang est, au contraire, d'un rouge vif, parce que pendant l'élimination de la salive la circulation est accélérée.

Ce n'est que 5 ou 6 heures après un repas que l'estomac est dans un état véritablement normal, et pourtant on entend souvent prescrire de répéter les repas à de courts intervalles. Tous les ouvrages de physiologie enseignent, au chapitre de la digestion, qu'un tel conseil est tout à fait hors de propos. L'estomac aussi a besoin d'un temps de récréation après avoir accompli ses fonctions, tout comme les muscles qui ne pourraient continuer à agir sans interruption, après avoir été amenés par l'exercice à un état maladif s'exprimant par le sentiment de la fatigue, lequel ne se dissipe que par le repos.

Il est des maladies qui exigent, il est vrai, des repas plus rapprochés, plus fréquents : certaines affections de l'estomac, la première période d'une convalescence après des maladies graves. Il ne peut être question alors que d'une petite quantité d'aliments. Dans les ulcères chroniques de l'estomac les malades doivent même à Wiesbade en agir ainsi. Mais au fond, cette prescription est une exception à la règle fondamentale : *ne manger qu'à des intervalles proportionnellement espacés.* Tandis que l'individu bien portant n'a qu'à veiller à ne pas se donner une indisposition au cas qu'il se permette un écart, bien qu'en s'en tenant strictement aux lois de la nutrition, il puisse beaucoup mieux conserver sa santé, le malade doit, surtout dans les affections chroniques et où il s'agit de la restitution de l'organisme, les observer toujours exactement à moins que la maladie ne prescrive une exception. La règle générale doit être suivie avec d'autant plus de soin, lorsque les organes de la digestion sont le siége de la maladie, ou comme il arrive si fréquemment dans les affections de longue durée, ces organes sont affectés sympathiquement, parce qu'alors ils ont perdu de leur énergie.

Trois repas suffisent. »Manger beaucoup est une habitude« disait Stiebel dans sa manière un peu brève. Il est facile de remarquer sur de jeunes personnes, se trouvant hors de la maison paternelle dans de nouvelles conditions d'existence, et soumises à un régime réglé bien que moins nourrissant, à quel point des repas bien espacés et pas trop répétés influent heureusement sur la nutrition et le développement de l'organisme. Les personnes prédisposées à l'obésité doivent se garder tout particulièrement de manger trop souvent, en tout cas, cette habitude est une source d'affaiblissement pour la constitution et l'origine de nombreux malaises.

Considérations générales sur les aliments dont se composent les divers repas. — Le malade peut prendre le déjeuner auquel il est habitué. Cependant il est souvent très avantageux de rendre ce premier repas un peu plus substantiel afin de satisfaire au besoin de nourriture plus prononcé à ce moment, et compenser ce que le souper, un peu léger en vue du sommeil, pourrait avoir d'insuffisant. Dans tous les cas où il y a de l'excitation, dans les maladies de poitrine, les affections nerveuses et des reins, etc., il est bon, surtout dans les premiers temps, de remplacer le café et le thé par le lait qui n'excite pas.

En suivant, relativement au repas principal du milieu du jour, le principe posé précédemment: éviter de surcharger l'estomac et ne pas prendre des mets trop variés, on est sûr de rester dans la bonne voie. L'état de l'estomac doit régler la cuisine en première ligne, et avant tout la digestion doit n'éprouver aucune altération, pas plus que les fonctions abdominales (diarrhée). L'expérience journalière constate que par un dérangement de cette nature la nutrition est considérablement enrayée, et que l'on est obligé d'interrompre la cure de boisson. Le régime doit être sévère, lorsqu'il s'agit d'une cure sérieuse: il va sans dire qu'il doit l'être encore plus, quand les organes abdominaux sont sensibles et qu'il y a disposition à la diarrhée.

Quant aux choix des aliments, l'usage des eaux minérales n'exige pas des mesures de précaution autres que celles de la vie ordinaire. Des mets variés n'en détruiront pas l'effet. Les prescriptions banales qui forment un chapitre volumineux dans les écrits sur les bains, datent du temps où les eaux minérales étaient prescrites selon la méthode laxative. En vertu de cette méthode il était interdit de charger l'estomac de fromage, de compotes, de fruits, etc. Mais aujourd'hui que la science a adopté un traitement plus rationnel, les prescriptions diététiques peuvent aussi perdre de leur inflexible roideur, et doivent même donner accès aux douceurs de la vie en tant qu'elles ne sont pas incompatibles avec une manière de vivre raisonnable, pourvu que le médecin ne néglige pas en même temps toutes les autres considérations qui sont, en définitive, bien plus importantes quant à la guérison de la maladie.

Il est probable qu'une méthode rigoureuse, en vertu de la quelle on prétendrait que la source offensée par des écarts de régime ne tarde pas à se venger cruellement sur le malade, il est très probable disons-nous qu'une telle méthode s'appliquerait essentiellement aux favoris de la fortune. Pour la guérison de leurs infirmités nombreuses, accompagnées de troubles dans les intestins, pour le changement de leur constitution amollie, leur faiblesse nerveuse, et leur manque d'énergie, on a besoin, il est vrai, du commandement: „Tu recouvreras la santé à la sueur de ton front!« Mais abstraction faite de ces malades exceptionnels, pour lesquels chaque médecin peut inventer ad libitum ses épouvantails, on atteint déjà sûrement son but avec des maximes plus humaines et le conseil raisonnable donné plus haut. Il ne ressort jamais un avantage bien spécial d'une minutieuse énumération des mets permis et des mets défendus. Dans les cas douteux, le malade intelligent se décidera toujours pour l'absension, et en appellera à une autorité compétente. Son mérite est d'autant plus grand, s'il résiste à la tentation et s'il poursuit sa cure usant avec retenue d'une table richement servie. Il doit dans ces circonstances se tenir essentiellement aux aliments fortifiants et réserver tout ce qui appartient plutôt à la jouissance du goût pour les jours de la santé afin de faire converger tous ses efforts dans ce sens.

En terminant ces considérations sur le dîner, il nous faut jeter encore un regard sur les mets qui appartiennent au domaine des *moyens de récréation*, et sur les boissons du même ordre, parce que, à cet égard, mainte idée fausse ayant cours parmi les gens du monde, peut exercer sur la cure une influence pernicieuse.

Parmi les aliments les moins substanciels, il faut ranger les fruits: ce fait ressort des recherches aussi étendues qu'exactes du professeur Frésénius. Ce n'est pourtant pas à cause de cela qu'on les considère à tort, dans la vie ordinaire, comme une nourriture appropriée aux malades: leur vertu, analogue à celle des laxatifs, excitant les évacuations alvines, est déjà un signe de leur digestion difficile. Un usage imprudent des fruits peut facilement se trouver en contradiction avec la cure. Les aliments doux, les sucreries, compromettent la digestion par la formation de masses difficiles à dissoudre. Des glaces aux fruits agissent souvent par leur température d'une manière nuisible et donnent avec d'autres choses froides (l'eau à la glace, la bière froide, etc.) le plus fréquemment occasion à des troubles digestifs pendant la durée du traitement.

L'habitude de *prendre du café l'après-midi* peut être sans inconvénient pour les personnes en santé douées d'un estomac robuste, et qui ont quitté une table abondamment servie, car le café, en raison de la théine et de la substance empyreumatique unie au tannin qu'il contient, retarde la digestion, comme il s'oppose à la fermentation et peut ainsi être de quelque avantage dans les cas où il faudrait prévenir un excès dans la coction des aliments. L'opinion que le café accélère la digestion résulte d'une méprise provenant de son influence laxative.

Boissons spiritueuses. — Elles ne sont pas des fortifiants en elles-mêmes, comme on le croit généralement, mais des excitants qui pris en petites quantités, agissent d'une manière modérée et agréable. Utilisés de cette manière, ils ne nuisent nullement à l'effet de l'eau minérale et coopèrent même au rétablissement. L'expérience du malade avant la cure peut le préserver des inconvénients à cet égard. Au moment de la période, les femmes doivent éviter les excitants.

Relativement à la boisson en général, nous rappelons que, très abondante, elle contribue à éliminer trop rapidement les sels ingérés au moyen de l'eau minérale, et peuvent ainsi compromettre l'issue de la cure.

Le souper doit être disposé en vue du sommeil. Celui-ci est-il facile à troubler, le dernier repas doit être léger et pris de bonne heure: les personnes qui dorment bien peuvent se permettre davantage.

Si les prescriptions précédentes, relatives à la conduite de la cure sont exactement suivies; si l'on n'exagère ou ne néglige rien; si l'on procède avec d'autant plus de prudence que la maladie est plus grave, que quelque excitation existe encore, et que l'affaiblissement et l'impressionnabilité sont plus considérable, alors les accidents deviennent de rares exceptions et l'effet du traitement est assuré. En quelques semaines, le malade atteint un but auquel il ne serait parvenu autrement qu'après un espace de temps bien plus grand. Il doit, dans tout les cas, considérer une vie réglée comme le moyen le plus sûr de recouvrer et de maintenir sa santé.

Conduite après la cure. — C'est un point très important pour le maintien du résultat obtenu. Se rappelant l'état dans lequel il se trouvait, les difficultés de son rétablissement, le convalescent doit, d'après la gravité de sa maladie précédente, se conduire pendant plusieurs semaines après la cure, comme il le faisait durant le traitement. Quiconque après avoir, pendant un temps donné, vécu exclusivement pour sa santé, c'est-à-dire avec toutes les réserves qu'impose une cure d'eau minérale, se précipite de nouveau tête baissée dans le tourbillon de la vie, s'adonne sans mesure à ses plaisirs, qui n'évite ni les excitations, ni les causes d'épuisement, ni les refroidissements, ne doit s'en prendre qu'à lui-même s'il voit s'évanouir entre ses mains les avantages qu'il avait obtenus. Ce n'est pas Karlsbad seul qui se venge, lorsque le convalescent s'écarte de la ligne prescrite: après toute cure de bains, les mesures de précaution doivent être continuées pendant quelque temps, afin que l'heureuse influence des eaux sur l'organisme ne soit pas immédiatement compromise, le rétablissement enrayé et la convalescence reculée.

Une seconde cure qui peut paraître parfois désirable, ne doit pas même suivre immédiatement sans nécessité. Des bains de mer succédant à des bains chauds, ont fréquemment réveillé des affections rhumatismales ou nerveuses.

SUPPLÉMENT.

Époque de la cure, préparations à faire et dispositions à prendre à cet égard.

L'époque la plus appropriée pour une cure d'eaux de Wiesbade est comprise entre le commencement de mai et la fin de septembre: la situation particulière du lieu permet le plus souvent de commencer dès le mois d'avril, et de prolonger jusqu'à la fin d'octobre. Ce dernier mois, généralement fort beau, peut être employé à une bonne cure d'automne.

Les femmes s'éviteront des interruptions désagréables et séjourneront ici avec plus de profit, si elles arrivent après le moment de la période ou immédiatement avant, au cas qu'elles aient un plus long voyage à faire.

Dans toutes les stations de bains de l'Allemagne, il n'y a que les mois du milieu de l'été, juillet et août, qui promettent une chaleur constante, sans brusques variations atmosphériques de sorte que des vêtements légers suffisent pour cette époque. Si le séjour ici devait être plus hâtif ou plus tardif, il serait indispensable de se pourvoir à cet effet de manière à être chaudement vêtu.

Quelle que soit l'importance de soins attentifs et d'une agréable compagnie, quand on est éloigné du pays natal, il est nécessaire de ne choisir pour ce but que des personnes dont l'état de santé est satisfaisant et qui ne peuvent, par leur conduite altérer en rien la marche tranquille de la cure. A moins de précautions à cet égard, on court risque de voir s'anéantir les effets obtenus.

Séjour (à Wiesbade).

La ville compte 30 maisons contenant ensemble 833 cabinets de bains et une grande quantité de chambres garnies qui peuvent recevoir un grand nombre d'étrangers. Beaucoup de ces établissements sont en même temps des hôtels; il y a en outre, dans le voisinage des sources comme dans le reste de la ville, des hôtels sans bains, des hôtels garnis et des logements particuliers dont le nombre s'accroît d'année en année.

Les malades dont l'état exige une cure sérieuse, qui ont de la peine à se mouvoir ou qui sont très sensibles aux refroidissements, feront bien de choisir de préférence une maison de bains. Pour les années où la température est variable, le séjour dans une de ces maisons est également préférable. Pour des cas légers, au fort de l'été, les avantages d'une maison de bains sont moins évidents. Cependant il est bon de rechercher le voisinage des sources aussitôt que les bains deviennent le point capital de la cure. Des malades épuisés ou atteints d'affections nerveuses qui exigent absolument la réconfortation, doivent toujours choisir des demeures vastes, sèches, bien aérées et dont la température n'est jamais excessive.

www.ingramcontent.com/pod-product-compliance
Ingram Content Group UK Ltd.
Pitfield, Milton Keynes, MK11 3LW, UK
UKHW021146260726
13994UKWH00001B/324